EL MAL ALIENTO

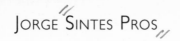

JORGE SINTES PROS

EL MAL ALIENTO

(HALITOSIS)

Sus causas y su tratamiento

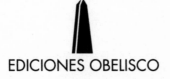

EDICIONES OBELISCO

Si este libro le ha interesado y desea que le mantengamos informado de nuestras publicaciones, escríbanos indicándonos qué temas son de su interés (Astrología, Autoayuda, Ciencias Ocultas, Artes Marciales, Naturismo, Espiritualidad, Tradición...) y gustosamente le complaceremos.

Puede consultar nuestro catálogo en www.edicionesobelisco.com

Colección Salud y vida natural
EL MAL ALIENTO (HALITOSIS)
Jorge Sintes Pros

1.ª edición: abril de 2012

Maquetación: *Marta Rovira Pons*
Corrección: *Sara Moreno*
Diseño de cubierta: *Enrique Iborra*

© Jorge Sintes
(Reservados todos los derechos)
© 2012, Ediciones Obelisco S. L.
(Reservados los derechos para la presente edición)

Edita: Ediciones Obelisco S. L.
Pere IV, 78 (Edif. Pedro IV) 3.ª planta 5.ª puerta
08005 Barcelona-España
Tel. 93 309 85 25 - Fax 93 309 85 23
E-mail: info@edicionesobelisco.com

Paracas, 59 C1275AFA Buenos Aires - Argentina
Tel. (541 -14) 305 06 33 - Fax (541 -14) 304 78 20

ISBN: 978-84-9777-824-4
Depósito Legal: B-4.297-2012

Printed in Spain

Impreso en España en los talleres de Novoprint
c/ Energía, 53, St. Andreu de la Barca, 08740 Barcelona

UNA MOLESTIA
QUE ES UNA TORTURA

Por la halitosis «los besos pierden su poesía».

DOCTOR JOSÉ CASTRO

El mal aliento (halitosis) es una molestia que presentan muchas personas, para las cuales constituye una verdadera tortura; y en procura de alivio acuden al médico, quien no siempre logra ser eficaz.

La importancia social de la halitosis es ciertamente grande, ya que el paciente repele inconscientemente a sus familiares y amigos con emanaciones de aliento nauseabundo, volviendo así su situación muy incómoda en sociedad.

Es un síntoma que no respeta clases sociales ni posiciones, y hasta médicos, cuidadosos de su higiene bucal, pueden ser focos ambulantes de mal aliento.

Si tantos inconvenientes produce en el trato diario, ¡cómo no será en la vida íntima del hogar!, justificándose entonces lo que decía un escritor de que por la halitosis «los besos pierden su poesía». Tan graves son las consecuencias del mal aliento que se ha dado el caso de entablarse demanda de divorcio por tal motivo.

La palabra «halitosis» viene del latín, *halitus* («aliento»), y del griego *osis* («aumento»), y es sinónima de la locución *foetor ex ore,* que emplean otros autores.

Este síntoma, que es de antiguo conocido, no ha tenido, sin embargo, la atención que merece de parte del mundo médico, hasta ahora.

La primera mención que se hace en la historia pertenece al papiro Ebers, en el 1550 antes de Jesucristo, y se refiere al mal olor que despiden las personas con hábito de masticar hierbas aromáticas como la mirra. Plinio el Joven, en su *Historia natural,* hace constar que se halla en los individuos que ingieren alimentos descompuestos o que tienen la dentadura en mal estado.

Si bien las causas capaces de provocar el mal aliento son múltiples (nasales, bucales, pulmonares, etc.), la verdad es que la inmensa mayoría responde a una perturbación digestiva, que estudios recientes han puesto en claro, y en la que, adelantémonos a decirlo, nada o muy poco tiene que hacer el estreñimiento, de manera que es inútil pretender corregir con laxantes la halitosis.

LAS CAUSAS
DEL MAL ALIENTO

El mal aliento, o en cualquier caso la presencia de un aliento que tenga un olor específico, en general desagradable, y a veces muy desagradable, puede depender de una infinidad de causas. Todos los órganos, incluso aquellos que no están ligados con la boca ni con el aparato respiratorio, pueden en algunas ocasiones denunciar su estado de enfermedad a través de un olor característico del aliento.

Este hecho es, con frecuencia, de gran valor para el médico, que puede orientarse al instante sobre el origen del posible mal, aprovechando este síntoma de inmediata evidencia. En el coma y en los estados muy graves de algunas enfermedades hepáticas y renales, la halitosis es a veces una valiosa ayuda para el médico, que puede guiarse así para el diagnóstico exacto. Cabe distinguir, por lo tanto, para explicar las halitosis, causas que obran directamente sobre el aire espirado, porque están localizadas en los pulmones, en la cavidad bucal o en el estómago y causas que actúan por vía indirecta. En este segundo caso se introducen en la sangre sustancias anormales (debidas a un funcionamiento alterado de algunos órganos), fuertemente olorosas, que al nivel de los pulmones serán cedidas al aire alveolar y emitidas, en consecuencia, durante el acto respiratorio.

Las causas de la halitosis ligadas a factores que operan en la cavidad oral o en sus cercanías son las más frecuentes.

Las causas más frecuentes

Antes de entrar a estudiar el mal aliento de origen digestivo, que es con mucho el más frecuente, examinaremos otras causas capaces de provocarlo.

En la mayoría de los casos, el mal aliento no indica en absoluto un estado de enfermedad. Sujetos muy sanos pueden acusar esta fastidiosa perturbación, especialmente por la mañana, y, con más frecuencia, si son fumadores. Es debida a la descomposición de los residuos alimenticios que han quedado en la boca, en particular en los intersticios de los dientes: se forman así sustancias volátiles malolientes, que impregnan el aire espirado.

Es claro el papel que desempeñan la negligencia y la escasa higiene dental en la génesis de este trastorno. Ante todo convendría evitar el empleo de mondadientes en la medida de lo posible; su uso produce, en efecto, un continuo ensanchamiento de los espacios interdentales y facilita el depósito de residuos alimenticios.

Para este tipo de halitosis la única terapéutica es el uso, después de cada comida, de cepillo y dentífrico. Eventualmente se harán enjuagues con productos antisépticos, para eliminar la flora bacteriana que interviene en los procesos fermentativos y putrefactivos de las sustancias alimenticias en descomposición.

Todo esto contribuirá a prevenir, en parte, otra causa frecuente de halitosis: *la caries dental*. A los fenómenos señalados más arriba, se añade aquí la posibilidad de infecciones supuratorias originadas en la zona cariada. También recordaremos que los coágulos que quedan después de las extracciones dentarias, sufren un proceso de descomposición que da lugar a olores desagradables.

Son también motivo de olores desagradables la *piorrea alveolar,* las *estomatitis* (especialmente las raras y graves estomatitis úlcero-necróticas) y *las infecciones supurativas de la nariz* y de *los senos paranasales (sinusitis),* cavidades del tejido óseo dispuestas a la altura de las protuberancias frontales (senos frontales), bajo los pómulos (senos maxilares) y, más profundamente, en la contextura de los huesos craneanos (senos esfenoidales). La infección que interesa estas cavidades, con formación en ellas de pus, provoca un aliento intensamente maloliente, junto a vivos dolores y, a menudo, fiebre.

Finalmente, otra grave y, por fortuna, rara causa de halitosis es la ocena, una inflamación crónica de la mucosa nasal, con abundante secreción, de olor a chinches.

Antes de dejar la cavidad bucal, haremos mención de las amígdalas como productoras de las molestias que estudiamos; éstas en sus criptas albergan pus que contiene gran variedad de microbios (cocos, bacilos, espirilos, amebas, etc.), que les las pacientes investigaciones de Castellani han demostrado ser que son productoras de gases olorosos, semejantes a los del mal aliento. Muchas personas recordarán también el mal olor que despiden los operados de amígdalas en los días siguientes a la operación, pero esto es debido a una falsa membrana que se forma sobre la superficie cruenta de la operación.

Por último, *la lengua,* órgano que tiene en su base unas papilas bastante grandes llamadas caliciformas, puede retener detritus alimenticios que entran en descomposición y al par que producen mal aliento, dan lugar a una molestia del estómago.

También en el *esófago* pueden radicar causas de mal aliento: por ejemplo, los divertículos de este órgano que al vaciarse mal dan lugar a retención de alimentos que rápidamente se descomponen; algo semejante ocurre con el *cáncer* del esófago tan a menudo ulcerado o exulcerado.

Como causas pulmonares del mal aliento recordaremos las *bronquitis fétidas, la gangrena del pulmón,* los *abscesos de éste,* y la *pleuresía fétida.*

Caries dental

Esta enfermedad ataca a casi todo el mundo, en una u otra época de la vida, aunque es más común durante la infancia y la adolescencia. Alrededor del 50 por 100 de todos los niños de dos años tienen un diente cariado, como mínimo. Al cumplir los dieciséis años, el promedio de dientes cariados, ausentes o empastados, es de siete. Se calcula que menos del 4 por 100 de los alumnos de las escuelas superiores no tienen ningún diente cariado.

Las *cavidades* empiezan a formarse en la superficie del diente, en zonas donde se acumulan bacterias y restos de alimentos, que permanecen allí durante prolongados períodos de tiempo. Esas zonas suelen ser los huecos y fisuras en las superficies masticantes de los dientes molares, los espacios interdentales en las superficies que se tocan unas a otras y en la región gingival próxima a los labios y a las mejillas. En esas zonas es menor el efecto afluente de la saliva, la acción estregante del alimento al pasar sobre las superficies de los dientes mientras se mastica y el cepillado de los dientes.

Existen abundantes pruebas de que una cavidad dental es producida en gran parte por la acción de las bacterias sobre residuos alimentarios ricos en hidratos de carbono (almidones y azúcares), con la producción de ácidos que pueden disolver el esmalte.

Muchos factores pueden ejercer una influencia indirecta sobre la caries dental. Entre ellas se incluyen la resistencia o susceptibilidad congénitas a la putrefacción, el contorno y composición de los dientes, su posición en la boca y la calidad y cantidad de saliva. Algunos observadores opinan que ciertos factores emocionales, tales como la tendencia a angustiarse y preocuparse, contribuyen a la caries dental. Pero todo el mundo está de acuerdo en que la causa directa de la formación de cavidades es la disolución del esmalte y de la dentina por ácidos que se forman debido a la acción de las bacterias sobre hidratos de carbono fácilmente fermentables.

Piorrea

La *piorrea* o *enfermedad periodontal* produce más pérdidas de dientes en personas de más de treinta y cinco años que cualquier otra causa. Más de la mitad de nuestra población que ha sobrepasado dicha edad ha desarrollado alguna forma de esta enfermedad. La mayoría de esas personas no se han dado cuenta de que padecen la enfermedad, debido a que suele ser indolora y progresa lentamente.

Existen varios tipos de enfermedad periodontal, la cual, como su nombre indica, se desarrolla en los tejidos inmediatamente contiguos a los dientes: *gingivales* (encías) y *membranas periodontales* (hueso).

Gingivitis

La forma más simple y más corriente es una inflamación de las encías conocida como *gingivitis.* Empieza con una leve hinchazón a lo largo del borde gingival de uno o más dientes. El tejido gingival de la zona puede tener un color ligeramente distinto. A medida que la enfermedad progresa, la hinchazón y el cambio de color se hacen más pronunciados, el «cuello» de tejido gingival afloja su rígida adaptación a la superficie del diente y el tejido sangra a la menor presión. Habitualmente el proceso es indoloro y, por desgracia, el paciente no se da cuenta del trastorno que está incubando. Sólo sabe que sus encías sangran a veces cuando se lava los dientes. En esta fase de la enfermedad el tratamiento suele ser sencillo y eficaz.

Piorrea

Si el paciente no se somete a tratamiento, el tejido gingival puede separarse gradualmente del diente y formarse una bolsa entre el blando tejido gingival y la dura superficie del diente. La gingivitis, que es más superficial, se ha convertido ahora en una enfermedad arraigada más profundamente llamada *periodontitis.*

En las bolsas se acumulan bacterias, saliva y residuos de alimentos e intensifican el proceso destructivo. Suele formarse pus, lo cual ha dado origen el nombre de *piorrea,* que significa «manantial de pus». El hueso contiguo a esta zona desaparece, se pierde más tejido adhesivo y la bolsa se hace más profunda y más ancha. Eventualmente, el diente se afloja y su movimiento al masticar es una nueva fuente de irritación.

El efecto es comparable al de remover un poste clavado en el suelo: la capacidad de movimiento del poste es cada vez mayor. Cuando los dientes están perceptiblemente sueltos o empiezan a desviarse dejando espacios libres entre ellos, el daño es ya considerable. Por desgracia, son muchas las personas que no adquieren consciencia de su problema periodontal hasta que se ha alcanzado esta fase.

Estomatitis

Las *estomatitis* o *inflamaciones de la boca,* posible causa también del mal aliento, pueden tener muy diversas formas y causas.

La estomatitis simple o catarral, con enrojecimiento y dolor de las mucosas, suele ser consecuencia de enfermedades de la dentadura, de una deficiente higiene de la boca, del empleo de ciertos medicamentos (mercurio, yodo, bromo), de excesos de fumar y mascar tabaco o de un contagio de fiebre aftosa.

En la *estomatitis aftosa,* la mucosa enrojecida de la lengua, de los labios y mejillas, del paladar duro y blando y de la encía, presenta pequeñas vesículas grisáceas o amarillentas que sobre todo resultan molestas al comer. A esto puede sumarse una sialorrea (producción excesiva de saliva), la inflamación de las glándulas submaxilares y fiebre.

La *estomatitis ulcerosa* se distingue porque la mucosa enrojecida y dolorida de la boca está recubierta por unas ulceraciones de aspecto descolorido. También las encías se ulceran, la lengua está saburral y los ganglios aparecen tumefactos. Otros síntomas consisten en fetidez de aliento, fuertes dolores y, en ocasiones, aumento de la temperatura. La estomatitis ulcerosa se presenta en enfermedades contagiosas, en caso de escorbuto y después de tratamientos a base de mercurio.

Sinusitis

Toda infección nasal afecta en mayor o menor grado a los senos nasales. Todas las cavidades llenas de aire de los senos se abren a los conductos nasales, y sus membranas son continuas con las de la nariz y garganta. En consecuencia, la *sinusitis* (inflamación de los senos) es virtualmente una dolencia universal que todo el mundo padece cuando, por ejemplo, tiene un resfriado. Habitualmente, el trastorno es leve y de poca duración, y desaparece con la infección que lo acompaña, en el supuesto de que las secreciones puedan ser evacuadas libremente de los senos. Si existen obstrucciones que dificulten la evacuación, los senos pueden verse afectados por trastornos crónicos.

La *sinusitis* puede ser aguda o crónica. Si la infección de los senos no es erradicada del todo, puede convertirse en crónica, con cambios en las membranas y sucesivas remisiones y recurrencias del trastorno. Las secreciones espesas, pegajosas y purulentas de los senos nasales indican la existencia de una infección. Pueden existir dolores locales y sensibilidad al tacto, especialmente si está involucrado el seno maxilar. La materia que no puede escapar libremente de los senos crea presiones y puede producir inflamación de las estructuras contiguas. Puede ser también causa del mal aliento.

¿Qué es lo que produce los ataques de sinusitis? El orificio de salida de un seno puede ser obstruido por un tabique nasal desviado o por pólipos que se han desarrollado en el interior del seno después de ataques recurrentes. El trastorno que más favorece el desarrollo de la sinusitis es la inflamación y congestión de las membranas, tal como ocurre con un romadizo. Las alergias nasales pueden producir una congestión similar, la cual bloquea las vías de escape de las secreciones de los senos.

Ocena

La *ocena* es *una rinitis (coriza* o *catarro nasal)* atrófica con fetidez nasal y formación de costras.

En los resfriados crónicos, la mucosa nasal está inflamada más o menos, claramente enrojecida y cubierta de secreciones. Puede estar congestionada toda la mucosa del interior de la nariz o solamente la de los cornetes, en especial los inferiores. Las consistentes masas mucosas segregadas se acumulan en el fondo del seno nasal, o llenan el conducto respiratorio y obstruyen la nariz. A menudo, la obstrucción no es uniforme, sino que se presenta alternativamente en el seno nasal derecho y en el izquierdo. En posición acostada, suele estar obstruido aquel lado de la nariz sobre el que se está acostado. Como consecuencia de la obstrucción nasal se presenta un lenguaje alterado, respiración bucal, dolores de cabeza, aturdimiento. Con frecuencia se observan simultáneamente trastornos vasculares. En los resfriados crónicos se presenta, a menudo, una nariz colorada, dilatación nasal y tumefacción pastosa de la punta de la nariz. La inflamación crónica puede pasar también a los ojos, oídos, faringe y laringe.

La rinitis crónica puede ser la manifestación parcial de una enfermedad luética o escrofulosa.

La continua inhalación de polvo, vapores químicos, fumar mucho, estreñimiento crónico, pies fríos crónicos, estasis sanguínea en la cabeza como consecuencia de una formación de bocio, cuellos estrechos, tumefacción de las amígdalas faríngeas, formación de pólipos, supuraciones de los senos nasales, pueden conducir a rinitis crónicas. La humedad del aire, las excitaciones psíquicas y las influencias sexuales tienen relación con la más o menos acentuada desviación del paso del aire respiratorio.

Lo que caracteriza a la *ocena* propiamente dicha es que el resfriado crónico va acompañado de pérdida de la mucosa, otras veces el resfriado crónico va acompañado de fuerte engrosamiento mucoso y formación de pólipos. La mucosa de los cornetes inferiores y medios puede tumefacerse a modo de un almohadón o de lóbulos. A partir de las tumefacciones circunscritas en el conducto nasal medio (entre los cornetes inferiores y medios), pueden producirse pólipos mucosos. Estas tumefacciones circunscritas son, casi siempre, la consecuencia de suspiraciones crónicas de los senos nasales.

Amigdalitis

Es una inflamación de las amígdalas palatinas. La inflamación corriente, superficial, de las amígdalas es casi siempre la manifestación que acompaña a un enfriamiento general. Las causas son remojones, efectos del frío, pies fríos crónicos.

Como en todas las enfermedades por enfriamiento, debe atribuirse la causa principal a una deficiente capacidad defensiva del cuerpo frente a los agentes patógenos de la enfermedad. En esta forma ligera de la inflamación amigdalina, las amígdalas aparecen enrojecidas y ligeramente tumefactas, y las glándulas maxilares casi siempre no engrosadas: la secreción salival aumenta, el paciente se queja de dolores en la deglución, fiebre y dolores de cabeza.

En la inflamación de las sinuosidades amigdalinas, las amígdalas aparecen fuertemente tumefactas y enrojecidas. Esto se nota especialmente en las cavidades amigdalinas, de las que sobresalen manchas blanco amarillentas (tapones purulentos); también las glándulas maxilares se ven muy tumefactas, el enfermo tiene fiebre alta. Dado que esta forma de inflamación amigdalina deja tras de sí, a menudo, complicadas enfermedades ulteriores (reuma articular, inflamación renal y defectos valvulares cardíacos), no debe nunca tomarse a la ligera.

La inflamación amigdalina tumoral se presenta casi siempre unilateralmente. En un principio, la amígdala está muy enrojecida y cubierta de color blanco grisáceo en un punto. Más tarde —después de la expulsión del recubrimiento— se forma una tumoración superficial que a veces sangra mucho, pero ocasiona relativamente pocos dolores, si no se desarrolla en ella una inflamación amigdalina purulenta (absceso amigdalino). También la inflamación purulenta permanece casi siempre limitada a un lado; sin embargo, además de la amígdala misma, también su vecindad aparece enrojecida, hinchada y muy dolorosa. Con frecuencia, la úvula está desviada y los pilares del paladar están semicerrados en dirección a la faringe. El enfermo experimenta fuertes dolores en la deglución, alta fiebre con considerable quebranto del estado general, su fonación suena pastosa y se presenta anquilosamiento del maxilar (importante para diferenciarla de la difteria, en la que nunca se observa un anquilosamiento maxilar; sin embargo, la diferencia es segura mediante la exploración microscópica).

En las formas agudas mencionadas de la inflamación amigdalina, por un insuficiente tratamiento, suele desarrollarse una inflamación amigdalina crónica *(tonsilitis crónica)*, que puede intoxicar todo el cuerpo pasando desapercibida. En las fosas amigdalinas se forman tapones purulentos que originan un mal olor de boca, o se acumula en las amígdala pus líquido, que puede ser exprimido por presión sobre ellas. El foco purulento en las amígdalas daña a menudo el músculo cardíaco y los riñones, o provoca enfermedades reumáticas.

Enfermedades pulmonares

Ya hemos indicado como causas pulmonares del mal aliento las bronquitis fétidas, los abscesos del pulmón y la pleuresía fétida.

Las inflamaciones en los bronquios *(bronquitis)* pueden presentarse como enfermedades agudas o crónicas. Algunos individuos tienen una evidente tendencia a sufrir catarros bronquiales. Esta predisposición de las mucosas de las vías respiratorias manifiesta una notable alteración del equilibrio de la salud.

Una disminución de la capacidad de resistencia de la mucosa bronquial puede ser debida a repetidas excitaciones procedentes del exterior: la inspiración de humo, polvo, gases y el aire seco procedente de la calefacción puede irritar la mucosa. Cuando la piel y el intestino tienen una deficiente eliminación, o se ven sobrecargados en su función eliminatoria y se forman más detritus que de costumbre, son sustituidos en su actividad por las mucosas bronquiales. De este modo, el estreñimiento, la autointoxicación procedente del intestino como consecuencia de procesos de putrefacción y fermentación o una deficiencia del hígado en su función desintoxicadora, pueden dar lugar a irritaciones de la mucosa. Los catarros bronquiales por abuso del alcohol o del tabaco son frecuentes.

Cualquier zona de formación de plus local que afecte el tejido pulmonar es conocida con el nombre de *absceso pulmonar*. La materia que contiene bacterias productoras de pus puede tener su origen en la boca si está afectada de piorrea o de tumores gingivales. Ocasionalmente, el absceso pulmonar provocado por bacterias productoras de pus acompaña a la *neumonía* y a las enfermedades fungosas del pulmón.

Prácticamente todas las enfermedades que producen inflamación de los pulmones pueden terminar en *pleuresía*. La pleura, piel fina, lisa y brillante, que recubre interiormente la caja torácica, así como el correspondiente revestimiento de los pulmones, es con frecuencia el asiento de procesos inflamatorios. Según las peculiaridades del curso de las inflamaciones se habla de una pleuritis seca, o si va acompañada de una secreción acuosa o purulenta, de una pleuritis húmeda o exudativa.

En la inmensa mayoría de los casos, la inflamación de la pleura se debe a una causa tuberculosa, ya sea porque la pleura ha sido afectada por un foco pulmonar tuberculoso, o porque la pleura misma ha sido infectada. En casos más raros, la inflamación pleural es de índole reumática y puede presentarse con inflamaciones articulares o del pericardio. Otras pleuresías son consecuencia de una pulmonía anterior, de un absceso o un infarto pulmonar.

LA HALITOSIS
COMO INDICIO DE
OTRAS AFECCIONES

A veces, la halitosis puede ser un precioso elemento
para el diagnóstico del médico.

En bastantes enfermedades, la halitosis puede ser un indicio muy útil para el médico que deba intervenir con urgencia.

Ejemplos clásicos de este tipo de eventualidad son las diversas formas de *coma*. El coma es una gravísima situación durante la cual el individuo pierde completamente el conocimiento. En el *coma hepático,* por ejemplo, la halitosis es un síntoma muy típico, el llamado *foetor hepaticus,* determinado por la presencia en el aire espirado de metilmercaptano, debido, al parecer, a la incapacidad del hígado para metabolizar la metionina, sustancia de la que tiene extremada necesidad. El hedor hepático está presente también en otros estadios de las enfermedades el hígado, principalmente por la mañana; el paciente siente un característico sabor amargo en la boca, asociado, a menudo, con náuseas (en neto contraste, pues, con las enfermedades del estómago, que como veremos producen una aliento dulzón).

Tanto en el *coma* como en los *estados muy graves de enfermedades renales,* el aliento adquiere un olor urinoso (amoniacal), y en el *coma diabético* un olor a manzanas muy maduras: el aliento acetónico. Este tipo de aliento es muy importante para fines de diagnóstico, porque, aparte del coma diabético, es un síntoma de graves condiciones en algunas *enfermedades de los niños.*

Los niños, cuando tienen fiebre alta, pierden mucha agua a través del sudor, ya que proporcionalmente a su pequeña masa tienen una gran superficie cutánea, y no poseen grandes reservas hídricas. Se forman en el organismo, a consecuencia de esto, determinadas sustancias ácidas: los cuerpos cetónicos. Éstos, emitidos con el aire espirado, dan al aliento ese característico olor a manzanas. El dato es importante, decíamos, porque, en tales casos, basta frecuentemente con rehidratar al niño para verle mejorar de modo casi milagroso. Lo importante es intervenir con rapidez.

Al igual que la fiebre, también el vómito prolongado y las diarreas profusas ocasionan la deshidratación y la consiguiente formación de cuerpos cetónicos.

Es característico de algunas drogas el provocar mal aliento, como ocurre con el cacodilato, el cloroformo, etc. Sucede algo semejante después de la ingestión de determinados alimentos como por ejemplo: huevos duros, ajos, cebollas, etc. Pero la cuestión del olor a ajos y a cebollas merece párrafo aparte y será considerada a continuación.

Puede también suceder que el enfermo consulte a su médico por sentir malos olores, y que tal cosa no pueda ser corroborada ni por el médico ni por los familiares del paciente: se trata de la llamada *cacosmia subjetiva* (el enfermo siente olores que no existen), y es síntoma de inflamación del nervio olfatorio y de ciertos tumores que asientan en la zona olfativa de la corteza cerebral.

Asimismo las enfermas histéricas a veces acusan y se torturan con olores imaginarios.

Aunque no se trata, precisamente, de mal aliento, pero por tener relación con nuestro tema, referiremos una curiosa observación publicada por el doctor J. Handelsman, de Varsovia: un joven de veinte años, enfermo de encefalitis epidémica (enfermedad infecciosa que hace su localización en el cerebro), y con períodos de exacerbación de su afección, presentaba durante éstos unas emanaciones olorosas que partían de todo su cuerpo y que se podían sentir desde algunos metros de distancia; el estudio de este curioso síntoma, demostró que su origen radicaba en la piel misma.

Por último, el olor del aliento puede ser extremadamente útil en caso de intento de suicidio o de envenenamiento, cuando haya que identificar rápidamente la sustancia venenosa. El olor de cloroformo o de éter impregnará el aliento en las respectivas intoxicaciones; el olor de almendras amargas en la gravísima intoxicación por cianuro; el olor a huevos podridos en el envenenamiento por hidrógeno sulfurado.

El mal aliento del ajo y de la cebolla

Existen varias maneras de evitar o atenuar el fuerte olor del alimento sucesivo a la ingestión de ajo crudo. Lo mejor es comer el ajo con hambre, con mucha hambre, pues así se siente menos el olor acre después de haberlo comido.

Si uno tiene el estómago sano y normal, no deja olor; pero si este olor fuerte del ajo se siente mucho una o dos horas después de haberlo comido, es porque hay dispepsia o dilatación del estómago. El estómago no dilatado, normalmente contraído, es fuerte, su secreción de jugos es normal y abundante; y lo más importante es que cuando el estómago lo metaboliza todo bien, no eructa ni repite, en sus regurgitaciones, el gusto de lo que ha comido, y menos aún en aquellos que lo han masticado y ensalivado lenta y perfectamente.

Después de comer ajo crudo, para que se marche rápidamente el resabio al que sabe, debe masticarse un poco de perejil o de menta, arrojarlo luego rápidamente de la boca y enjuagarla con agua con un poco de limón. Dejará la boca perfumada. Lo mismo hacen los modernos dentífricos a base de clorofila, así como las pastillas de clorofila que venden en las farmacias.

También se ha recomendado mascar durante algunos minutos y tragar a continuación dos o tres granos de café torrefacto, algunos granos de anís, o un trozo de manzana, haba cruda, remolacha roja cocida al horno o bajo ceniza.

El mismo resultado absorbente del ácido alílico del ajo se obtendrá con el papel simple y corriente o mejor aún papel secante: se mastica, se chupa bien y después se escupe; lavarse la boca con agua y limón, y después tomar un simple trago de tomillo, eucalipto, romero, manzanilla, etc., para perfumar el aliento.

Sea como sea, *el propio autor atestigua que cuando el aparato digestivo está en perfectas condiciones y se hacen digestiones absolutamente normales, los ajos crudos no repiten y apenas se nota su olor en el aliento o no se nota en absoluto.* Desde hace muchos años, come diariamente de tres a cuatro dientes de ajo crudos, así como cebolla cruda en sus platos de ensalada o para acompañar feculentos, y jamás ha tenido problemas con el aliento, ni ha tenido que recurrir a los expedientes arriba citados para disimular el olor a ajos. Es preciso, eso sí, en todos los casos, una perfecta higiene bucal.

Hemos visto que se puede muy bien evitar, o cuando menos disimular, en la vida de relación el mal aliento del ajo crudo. Ahora bien, para las personas que conviven íntimamente, como es el caso de los esposos, es imposible el disimular mucho tiempo los efluvios alílicos, ya que éstos no solamente se desprenden por la respiración, sino también con la traspiración y demás vías de eliminación de residuos orgánicos y toxinas. En este caso, la mejor solución es que ambos esposos tomen, en mayor o menor cantidad, ajo crudo. Tal vez, para uno de ellos podrá representar, de momento, un pequeño sacrificio; pero vale la pena hacerlo, no sólo por el acto de amor que ello representa –y que siempre contribuirá a reforzar la entrañable unión–, sino por propio egoísmo, a poco que piense en los enormes beneficios que para su propia salud ha de reportarle el «sacrificio».

Quien come cebolla, no eructa chocolate, dice un viejo refrán. Desde luego, muchos pretenden que el olor de la cebolla cruda hace el aliento insoportable. Pero se les puede responder: ¿y si todo el mundo la comiera? La objeción es el reflejo de un prejuicio. A fin de cuentas, el aliento del comedor de cebolla cruda no es más insoportable que el de un fumador. Por desgracia, los segundos son infinitamente más numerosos que los primeros.

De todas maneras, es posible neutralizar el olor del aliento por cualquiera de los medios ya indicados para el ajo. Sea como sea, la objeción mundana no debería ser suficiente para privarse de las maravillosas virtudes curativas de planta tan excepcional.

EL MAL ALIENTO
Y EL APARATO DIGESTIVO

*Si bien las causas capaces de provocar
el mal aliento son múltiples, la verdad
es que la mayoría responden a una
perturbación digestiva, que los estudios
más recientes han puesto en claro.*

A pesar de la gran cantidad de procesos capaces de producir halitosis, evidenciados en las páginas precedentes, los casos que se observan en la práctica diaria de la especialidad, ya sea en el consultorio o en el hospital, responden en una mínima parte solamente a estas diferentes causas, en la inmensa mayoría el origen reside en el tubo digestivo, y para ser precisos, en el sector estómago duodeno, por un mecanismo recientemente puesto en claro.

Cuando un enfermo consulta por su mal aliento, su médico lo achaca fatalmente a una constipación intestinal presunta o real, y, tratada ésta, en caso de existir, el mal aliento continúa, lo que prueba lo que dijimos al principio, que entre ambos hechos (estreñimiento y mal aliento), no hay relación de causa a efecto. Por otra parte, el número de estreñidos es muy superior al de personas con mal aliento, y a la inversa, no todos los halitósicos son estreñidos.

El desconcierto no sólo reina en lo que respecta al órgano que produce las sustancias que dan mal olor al aliento, sino también respecto a qué sustancias son éstas.

Se pensó que podían ser sustancias que producidas en el intestino pasaran a la sangre y por ella llegaran a los pulmones, donde se librarían incorporándose al aire con el aliento; pero las investigaciones de laboratorio más cuidadosas jamás han confirmado esta antojadiza interpretación, tanto en lo que se refiere a sustancias nitrogenadas cuanto para presuntas sustancias azufradas.

En realidad, la verdadera causa del mal aliento, o sea, su mecanismo de producción, consiste en la regurgitación aumentada del jugo pancreático hacia un estómago con secreción ácida escasa o nula, lo que permite la rápida descomposición de aquél, que por su constitución química produce sustancias de pésimo olor, que luego se liberan ascendiendo hasta la cavidad bucal donde se manifiestan en forma de mal aliento.

Los familiarizados con problemas de clínica digestiva conocen perfectamente el olor de los diferentes jugos digestivos (jugo gástrico, bilis, saliva, etc.), y ninguno de ellos, ni frescos ni descompuestos, huelen como el aliento de los enfermos halitósicos. En cambio, el jugo pancreático tiene un olor desagradable y característico que es igual o muy semejante al del mal aliento.

Esta interpretación ha sido demostrada mediante experiencias en animales. A un perro se le practica una fístula gástrica por la cual se introduce jugo pancreático proveniente de otros perros con fístula duodenal; en estas condiciones se observa que cuando los líquidos introducidos no son neutralizados con la acidez del propio jugo gástrico, por la fístula se desprende un suave olor de proteínas descompuestas, al tiempo que el animal exhala mal aliento.

Esta regurgitación del jugo pancreático (junto con la bilis) es un fenómeno fisiológico cuando es en pequeña escala; pero en condiciones patológicas, como ocurre cuando se establece un catarro del intestino delgado, entonces éste se hace más irritable, y como consecuencia exagera sus movimientos tanto peristálticos (que son los principales y hacen progresar el bolo alimenticio hacia el fin del tubo digestivo), cuanto los antiperistálticos (que se oponen a dicha progresión), y que son precisamente los que hacen regurgitar los jugos alcalinos (pancreático y bilis) al estómago, el que a su vez afectado del mismo catarro *(gastritis)* produce una secreción deficiente (anaclorhídria o hipoclorhídria). Y precisamente esta deficiencia de ácido clorhídrico le resta poder antiséptico al jugo gástrico, lo que hace posible entonces la descomposición de los jugos regurgitados.

La *gastritis* (inflamación de la mucosa gástrica, catarro gástrico), se ha convertido en una enfermedad muy corriente. En las exploraciones radiográficas –tan frecuentes y a menudo tan innecesarias–, puede comprobarse que casi todo el mundo muestra una irritación de la mucosa gástrica. Entre los fumadores, bebedores de alcohol y café, se da prácticamente siempre, incluso cada día más entre los niños. Esto demuestra que el normal régimen burgués y las normas de vida de la mayor parte de los individuos son equivocados.

Como es proverbial, se distingue la inflamación aguda de la mucosa y la crónica. La inflamación aguda es una irritación de la mucosa gástrica por comidas apresuradas, deficiente masticación, alimentos estropeados, manjares y bebidas demasiado frías o calientes, malas condiciones dentarias. Las mojaduras de los pies, pies fríos crónicos, alcohol, tabaco, café, pueden provocar también una gastritis aguda. Las inflamaciones más graves son debidas a la corrosión con lejías o ácidos.

Es característico en todo paciente con catarro gástrico el que se siente a la mesa, empiece a comer y a las pocas cucharadas deje el plato a un lado. No siente más deseos de comer, se queja de sensación de plenitud en el estómago, de eructos, mal olor de boca, estreñimiento o diarrea; en la fuerte inflamación hay malestar, tendencia a los vómitos, dolores de estómago y de cabeza. El catarro gástrico agudo suele ir acompañado de falta de acidez. En este caso la lengua aparece gruesa y blancuzca y el paciente se queja de un sabor pastoso.

Ocurre muchas veces que se da el nombre de gastritis a diversos trastornos que son verdaderas *dispepsias* estomacales o desórdenes nerviosos de irritación persistente de la pared del estómago. Si se descuida, puede tener larga duración. Con el tiempo, puede conducir entonces al endurecimiento de la pared del estómago y a otras lesiones más graves; por ejemplo, estados precancerosos. Todo esto puede evitarse perfectamente aprovechando los conocimientos de la medicina natural. Sin embargo, es muy frecuente que la persona no cumpla con el régimen y demás tratamientos que se le han indicado; otras, no dejan las bebidas alcohólicas y el tabaco, y continúan con su vida y alimentación malsanas.

En otros casos, la gastritis resulta de la repetición o continuación durante años de una irritación del estómago por alimentos perjudiciales, que al fin producen alteraciones más o menos profundas: mala masticación, comer en exceso, sal, alcohol, café, tabaco, especias, manjares calientes o toscos en demasía; el uso y abuso de condimentos irritantes.

Todos los alimentos que no son adecuados a la naturaleza humana, falsificados o adulterados, abren el camino a la inflamación crónica del estómago.

La alimentación antinatural, pobre en vitaminas y minerales, es una causa directa de inflamación crónica del estómago, pues la pobreza en estos alimentos vitalizantes deja el estómago muy mal defendido contra la acción nociva de otras causas.

Los *síntomas* varían mucho según la intensidad de la enfermedad y otros factores que pueden intervenir. Los más destacados de la inflamación crónica del estómago son los siguientes: la lengua sucia, pastosa y con la punta encarnada: mal sabor y olor de boca; acidez de estómago y eructos agrios. Suele haber pesadez o dolor de estómago después de comer, pero sin localización en un punto preciso. A menudo hay náuseas y vómitos. Las materias vomitadas suelen contener gran cantidad de mucosidades.

Por tratarse de una enfermedad crónica y que siempre produce molestias, tanto generales como locales (entre ellas la desagradable fetidez del aliento), éstas, en muchos casos, alteran el sistema nervioso de la persona, que se vuelve huraña y amargada, agriándose su carácter. Malestar general, pérdida de peso y fuerzas son síntomas que se acentúa a medida que la enfermedad se hace más crónica.

La inflamación crónica del estómago descuidada conduce muchas veces a la formación de úlceras, que hubieran podido evitarse.

TRATAMIENTO
DE LA HALITOSIS

Las personas afectadas de mal aliento suelen ir buscando una loción para enjuagar la boca que resuelva su problema. Sin embargo, las lociones para enjuagues bucales son elaboradas primordialmente para disimular el olor, y no para corregir la causa de la anomalía. El origen del olor tiene –como hemos visto– raíces más profundas y por regla general no puede ser eliminado y ni siquiera alcanzado por enjuagues bucales o gargarismos.

Los olores que emanan de los dientes proceden de cavidades profundas que contienen materias en putrefacción, de zonas entre los dientes donde se acumulan y pudren residuos de alimentos, y de bolsas profundas que contienen pus y residuos debajo de las encías a lo largo de las raíces de los dientes. Esas anomalías debidas a la *caries dental* y a la *piorrea* requieren tratamiento por el odontólogo para eliminar el olor así como para conservar los dientes.

Otras veces, la halitosis tiene su origen en el aparato respiratorio superior. El respirar prolongadamente por la boca debido a una obstrucción nasal puede producir halitosis al resecar las secreciones normales y facilitar la entrada de microorganismos. Otra causa de la halitosis es una infección de la cavidad nasal. Las inflamaciones leves y crónicas de la nariz y del tramo superior de la garganta pueden provocar una disminución de la actividad ciliar (flujo de secreciones), con fetidez del aliento.

Hemos visto también que, a veces, el mal aliento puede tener su origen en el aparato respiratorio. Pero en la inmensa mayoría de los casos, la causa reside en el aparato digestivo, concretamente en los trastornos estomacales.

A menos que la halitosis persistente sea el resultado de consumir habitualmente alimentos que producen un olor desagradable, revela una anormalidad que debe ser investigada y tratada debidamente.

Prevención de la caries dental

La caries dental, una vez producida, requiere la intervención del odontólogo, único tratamiento posible. Ahora bien, lo ideal sería evitar esta dolencia y adoptar por principio las medidas para prevenir los procesos destructivos de la caries dental. Tales medidas son:

1. Reducción de la exposición de los dientes a hidratos de carbono fermentables (control dietético).
2. Control de las bacterias asociadas con la enfermedad (higiene bucal, inmunización).
3. Aumento de la resistencia de los dientes (fluoración).

Numerosas investigaciones han demostrado la idoneidad de esas medidas para obtener resultados favorables, mas para que sean eficaces deben ser aplicadas de un modo concienzudo y continuado.

Control dietético

Una de las medidas más eficaces para reducir la activ~~
la caries dental es un programa dietético que reduzca drástica-
mente la cantidad y frecuencia del consumo de azúcar. En los
países desarrollados se consumen anualmente 45 k de azúcar
per capita. De 12 a 18 k serían suficientes para suministrar todas las calorías necesarias de una fuente de hidratos de carbono
para una buena nutrición. El exceso de azúcar es perjudicial
por varios motivos. Aplaca el apetito, disminuye el deseo (y
el espacio) para alimentos de mayor valor nutritivo, y de este
modo puede contribuir a la desnutrición, especialmente en los
niños, que son grandes consumidores de azúcar y se encuentran
en la edad en la que el proceso de la caries dental es más activo.

La mayor parte del exceso de azúcar es consumido en forma «oculta», en bombones, pasteles y compotas. A menudo,
esos productos se ingieren varias veces al día y entre comidas.
Así, los dientes están expuestos frecuentemente a la materia
que puede ser la base para la formación de ácidos nocivos. Los
almidones no se convierten con tanta facilidad en ácido en la
boca, y en consecuencia no contribuyen tanto al proceso de la
caries dental.

El control de la caries dental a través de la reducción de un
consumo excesivo de azúcar resulta difícil para muchas personas. Pero el esfuerzo de sustituir los azúcares sumamente con-
centrados por alimentos nutritivos y menos fermentables tales
como fruta natural, almendras, avellanas y queso, vale la pena.
Esto es particularmente cierto en lo que respecta a los tentempiés que con tanta frecuencia se toman entre comidas.

Si hay que consumir diez cucharaditas de azúcar al día, es
mejor para los dientes tomar todo el azúcar en una sola vez.
Las zonas de los dientes donde se produce la fermentación sólo
pueden retener una pequeña cantidad de azúcar. Cuando estas
zonas quedan saturadas de materia fermentable, cualquier can-

tidad de más es tragada y eliminada de la boca. Así, la masa de las diez cucharaditas de azúcar tomada de una sola vez pasaría a través de la boca sin afectar a los dientes. Pero si la misma cantidad de azúcar se toma en dosis de dos cucharaditas en cinco veces distintas, las superficies de los dientes estarán expuestas cinco veces, en lugar de una, al ataque del ácido. Los esfuerzos para disminuir la actividad de la caries dental por medio de medidas dietéticas no sólo deben reducir la cantidad de azúcar consumido, sino que deben también rebajar el número de exposiciones de los dientes a comestibles endulzados durante el trascurso del día.

Limpieza de los dientes

¿Contribuye la limpieza de los dientes a prevenir la caries dental? Contra lo que pudiera creerse, la respuesta no es precisamente optimista, ya que a pesar del incremento en la venta de cepillos de dientes y dentífricos, la caries dental va en aumento.

Sin embargo, existen motivos para esta paradoja. Uno de ellos es el que el cepillo de dientes no suele utilizarse cuando podría ser más eficaz. La formación de ácido sobre la superficie del diente se inicia poco después de que el azúcar ha penetrado en las zonas «peligrosas» y se prolonga por espacio de quince a treinta minutos. Para que el cepillo de dientes resulte eficaz contra la formación de ácido *debe ser utilizado inmediatamente después de comer.* La limpieza de los dientes al levantarse o antes de acostarse ejerce un efecto cosmético beneficioso y estimula el tejido gingival, pero no sirve de mucho desde el punto de vista del control de la caries dental.

Si no existe la posibilidad de lavarse los dientes inmediatamente después de las comidas o tentempiés con un alto contenido de azúcar, *hay que enjuagarse concienzudamente la boca con agua.* La acción del agua puede eliminar el azúcar soluble y fermentable de las zonas peligrosas antes de que los dientes sean atacados por el ácido.

Otro motivo de que el cepillo de dientes no resulte demasiado eficaz para el control de la caries dental es el de que por regla general no se utiliza correctamente. Con frecuencia, particularmente en los niños, el cepillo sólo entra en contacto con las superficies salientes de los dientes, naturalmente limpias debido al alimento que se ha deslizado sobre ellas. Las zonas difíciles de alcanzar, que son precisamente aquéllas donde pueden acumularse las bacterias y los restos de comida y, en consecuencia, las más vulnerables, no suelen experimentar la acción del cepillo.

Las técnicas personales de lavado de los dientes pueden mejorarse con una demostración muy sencilla. Para alcanzar las zonas susceptibles a la caries con un cepillo de dientes es preciso saber el lugar que esas zonas ocupan en la boca. Una solución teñida con una materia colorante inofensiva revela películas y depósitos incoloros sobre los dientes. Una vez que un individuo ha visto el lugar que ocupan esas zonas vulnerables en su propia boca, puede utilizar con más eficacia su cepillo de dientes para reducir o eliminar depósitos, actuando así sobre el proceso de elaboración de ácido involucrado en la caries dental.

Si el cepillo de dientes se utiliza de un modo más eficaz y en el momento más propicio para interrumpir la formación de ácido, puede hacer mucho más de lo que ha hecho hasta ahora para evitar la formación de cavidades.

Control de las bacterias

Ciertos tipos de bacterias se encuentran en la boca cuando los dientes se están cariando, pero están ausentes cuando no existe caries dental. No se sabe exactamente si esos microbios son la causa de la caries o si están presentes debido únicamente a que el proceso de la caries favorece su desarrollo.

Se han elaborado varios dentífricos para librar a la boca de esas bacterias, pero no hay pruebas concretas de que su uso evite la formación de cavidades. En este campo, la experimentación directa resulta muy difícil, ya que para obtener resultados significativos sería preciso observar a un gran número de sujetos durante un par de años; además, no sería fácil obtener una aprobación sin reservas al uso de un determinado dentífrico, y la eficacia del mismo dentífrico podría quedar desvirtuada por las dietas favorables a la caries consumidas por la mayoría de los sujetos.

En el campo experimental se ha comprobado que animales sin dientes cariados desarrollan cavidades cuando se les inoculan ciertas bacterias obtenidas de animales con dientes cariados. Sin embargo, algunos de los animales no desarrollan la caries, debido probablemente a la acción de unos mecanismos inmunológicos que impiden que las bacterias se desarrollen en su boca. Prosiguen las investigaciones destinadas a identificar bacterias específicas que pueden producir la caries dental humana y a descubrir métodos prácticos de la inmunización contra la caries dental.

Resistencia del diente

Los métodos para controlar la caries requieren una cooperación consciente del individuo. Desde un punto de vista realista, cualquier procedimiento que suprima algo apetecible (como el azúcar) o exija la práctica de un ritual estricto día tras día (un minucioso cepillado de los dientes después de las comidas) no será conseguido con inquebrantable entusiasmo por un gran número de personas. Pero un agente que puede proporcionar una protección parcial sin el menor esfuerzo personal es la fluoración del agua potable.

A principio de la década de los treinta se descubrió que las cantidades excesivas de flúor naturalmente presentes en el agua potable de algunas comunidades producían una anomalía conocida como «esmalte moteado», una decoloración o manchas de los dientes. El elemento perjudicaba el adecuado desarrollo del esmalte, pero sólo producía el defecto moteado en personas que habían utilizado el agua durante el período de desarrollo del esmalte. A pesar del moteado, los residentes de las comunidades donde se producía esta anomalía padecían menos caries dental.

Las investigaciones subsiguientes demostraron que para que se desarrollara el esmalte moteado era necesaria una parte de flúor por cada millón de partes de agua. Asimismo, se estableció una relación entre el contenido de flúor del agua potable y la condición dental de los residentes que habían nacido y se habían criado en las comunidades respectivas. Se comprobó que en las zonas donde el agua contenía de 0,8 a 1,2 partes por millón de fluoruros, los residentes nativos padecían mucho menos caries dental, sin que en ellos fuera visible el esmalte moteado. Este descubrimiento estimuló a los investigadores a iniciar estudios encaminados a determinar cuáles serían los resultados si el nivel de fluoruro de un suministro de agua deficitario era elevado a la cantidad óptima de una parte por millón.

Los estudios, muy minuciosos, se prolongaron durante más de diez años. Y se tradujeron en una reducción de más del 60 por 100 en la cantidad de caries dental, en comparación con otras comunidades que tienen menos de 0,5 partes por millón de fluoruro en su agua. Los mayores beneficios son obtenidos por niños concebidos, nacidos y criados después de haberse elevado a la cantidad óptima el contenido de fluoruro del agua.

Las minuciosas comprobaciones efectuadas en los nativos en aquellas zonas donde los fluoruros se encuentran naturalmente en el agua y en las que han sido adaptados al nivel protector no han revelado resultados adversos ni perjudiciales. Al nivel de una parte de fluoruro por un millón de partes de agua, el único resultado demostrable ha sido una significativa mejoría en la salud dental.

Cómo actúan los fluoruros

El elemento flúor tiene una gran afinidad con el calcio, que es uno de los componentes principales de la sustancia del diente. El flúor se mezcla con el calcio para producir una sustancia que es menos soluble en ácidos tales como los asociados con la caries dental. Esta resistencia es el factor principal en la acción protectora de los fluoruros. Si los fluoruros protectores están presentes es los líquidos del cuerpo durante el período de formación de los dientes, pasan a formar parte de la sustancia dental. Éste es el medio más eficaz de proporcionar elemento flúor y el motivo de que la mayoría de los niños que ha recibido agua con un nivel óptimo de fluoruros desde antes de nacer sean los más beneficiados.

Fluoruros tópicos

Los fluoruros pueden proporcionar también una significativa cantidad de protección cuando son aplicados periódicamente a la superficie de los dientes, aprovechando la afinidad entre el flúor y el calcio. La capa superficial de esmalte puede absorber iones de flúor situados en contacto directo con ella y convertirse así en más resistente al ácido. Los individuos que residen en lugares donde el suministro de agua no está fluorado, pueden beneficiarse de las soluciones de fluoruro aplicadas a sus dientes por su dentista. Se utilizan diversas técnicas y soluciones de fluoruros. La llamada aplicación tópica de fluoruros requiere algún tiempo, esfuerzo, desembolsos, y los resultados no suelen ser tan beneficiosos como los obtenidos a través de la fluoración del agua. Sin embargo, es aconsejable para los niños que viven en lugares en los que no pueden beneficiarse la fluoración del agua.

Los fluoruros se aplican también tópicamente en forma de dentífricos. Las investigaciones señalan que puede obtenerse una notable reducción en la cantidad de caries dental a través de la aplicación diaria de un dentífrico que contenga fluoruro durante el rutinario lavado de los dientes.

Limitaciones del fluoruro

Hay que recordar que el aumento de la resistencia del diente contra la caries a través del uso de fluoruros no es completamente eficaz. En el mejor de los casos, la reducción en el número de cavidades es poco mayor del 50 por 100. Los investigadores tratan de descubrir otros agentes inofensivos y más eficaces que los fluoruros, pero hasta la fecha sus esfuerzos no se han visto correspondidos por el éxito.

El público no debe desarrollar ninguna falsa sensación de seguridad y suponer que una vez tiene la protección de la fluoración sus problemas dentales han desaparecido. En el control de la caries no puede descuidarse la vigilancia. Hay que limitar el consumo de azúcar y no descuidar la higiene bucal, visitando además periódicamente al dentista para que pueda atender las cavidades que puedan producirse.

Inspección dental periódica

El sistema más seguro de evitar la pérdida de dientes por causa de caries dental consiste en acudir periódicamente al dentista para que éste pueda detectar precozmente cualquier cavidad y corregirla con un empaste adecuado. Las inspecciones deberían empezar alrededor del tercer aniversario del niño. A esa edad ha trascurrido un año desde la erupción de todos los dientes primarios, y casi la mitad de los niños tiene ya una cavidad como mínimo.

Es conveniente que el niño visite al dentista y se familiarice con él antes de que sus servicios sean necesarios para un tratamiento intensivo.

Las visitas al dentista deberían convertirse en una rutina. Para la mayoría de los individuos, dos veces al año es suficiente. Algunos pueden necesitar tratamiento a intervalos más frecuentes, y otros pueden pasar perfectamente con una revisión anual. La frecuencia de las inspecciones sólo puede ser determinada por la experiencia y el criterio del dentista de la familia.

El principal objetivo, desde luego, es el de detectar precozmente cualquier desviación de la normalidad y someterla a tratamiento antes de que se produzcan daños más extensos y más onerosos. La inspección periódica y el tratamiento son los medios preventivos más seguros. Iniciadas desde la más temprana infancia, las inspecciones dentales periódicas pueden evitar pérdidas de dientes y trastornos todavía más graves.

Tratamiento de la piorrea

En las fases más avanzadas, el tratamiento resulta difícil debido a que el tejido destruido no puede volver a crecer. El dentista, con la colaba ración del paciente, trata de detener el proceso destructivo y conservar el resto de tejido de sustentación. Sus esfuerzos pueden incluir una gran variedad de procedimientos preventivos.

Uno de los más importantes es la meticulosa limpieza y pulimento de las superficies de los dientes, particularmente las superficies contiguas al tejido gingival, es decir la *eliminación del tártaro (sarro)*. En la mayoría de las bocas, los residuos pegados a los dientes se endurecen en una sustancia llamada *cálculo* dental (tártaro). El calcio y otras sales minerales contenidas en la saliva se depositan en una matriz formada por bacterias, partículas de alimento y sedimento salival.

Esta matriz está pegada a la superficie del diente en zonas aisladas a lo largo de la encía y entre los dientes. Allí, por un mecanismo que desconocemos, los depósitos minerales se solidifican cuando una deficiente higiene bucal permite que se produzca el estancamiento. Un buen cepillado de los dientes puede eliminar en gran parte esos depósitos mientras son blandos, pero cuando han endurecido no pueden ser eliminados con los métodos higiénicos normales.

Esos depósitos minerales solidificados son particularmente irritantes para las encías y para el hueso maxilar. Tienden a intensificar el proceso destructivo en la encía y tejido maxilar contiguos y actúan como un centro para la posterior acumulación de residuos. Si se descubriera algún método eficaz, inofensivo y de fácil aplicación para evitar la formación de esas acumulaciones duras sobre los dientes, sería el hallazgo más importante desde el punto de vista de la conservación de los dientes de la población adulta.

La composición química de esos depósitos calcificados es tan similar a la de los dientes que encontrar un disolvente que pueda eliminar o evitar su formación, sin perjudicar a los dientes, es sumamente difícil.

Las acumulaciones duras y blandas deben ser eliminadas por un odontólogo que posee los conocimientos y dispone de los medios técnicos indispensables para realizar ese tipo de operaciones. Una vez eliminados los depósitos, el paciente puede evitar o retrasar su reaparición siguiendo al pie de la letra las prescripciones higiénicas del dentista.

No existe ningún método rutinario que pueda ser prescrito para todos los individuos, debido a las diferencias existentes en las bocas, en la acumulación de residuos y otros factores variables.

El odontólogo es la persona más indicada para señalar las medidas más adecuadas para cada caso individual de enfermedad gingival o periodontal. *El atenerse de un modo estricto y consecuente a las instrucciones del odontólogo es una condición sumamente importante para combatir esta enfermedad.*

Tratamiento de la estomatitis

Como tratamiento de la *estomatitis simple o catarral,* con enrojecimiento y dolor de las mucosas de la boca, se recomiendan los enjuagues con una infusión caliente de manzanilla o de hojas de salvia, y también conviene evacuar con regularidad.

El tratamiento de la *estomatitis aftosa* es el mismo de la estomatitis simple.

También en la *estomatitis ulcerosa* se recomiendan los enjuagues de infusión de manzanilla o de hojas de salvia, así como de agua de limón. Igualmente son beneficiosas las compresas húmedas (compresas de vapor) sobre los labios y las mejillas. En caso de fiebre, conviene ayunar, practicar enemas y baños parciales de calor progresivo.

Tratamiento de la amigdalitis

Ninguna de las formas mencionadas de inflamaciones amigdalinas agudas puede ser tratada sólo localmente. Los gargarismos –el único tratamiento considerado importante por el profano– no son tan decisivos (si procura alivio, puede realizarse con soluciones de manzanilla, limón o salvia, o una suspensión acuosa de tierras medicinales). Las envolturas del cuello húmedo-frías son muy recomendables, en tanto no se haya desarrollado todavía ningún absceso. El absceso debe ser tratado con compresas de vapor, bolsas de agua caliente o almohadillas eléctricas; de existir fiebre, estricto reposo en la cama, ayuno con zumos diluidos de frutas y enemas; diariamente, un baño de pies ascendente con subsiguiente envoltura de traspiración y luego lavados totales templados. Por las noches, envolturas húmedo-frías de los tobillos, renovadas a menudo, en caso necesario, con una botella de agua caliente en los pies.

En las inflamaciones amigdalinas crónicas es necesario un adecuado tratamiento general. Régimen vegetariano, con, además, leche y huevos, aunque es mejor una primera semana de régimen crudívoro purificador, especialmente si hay pérdida de apetito. Baños de sol tres o cuatro veces por semana, baño de vapor de pecho y cabeza. Dos veces al día, baño de asiento con agua fría. Ejercicio y gimnasia al aire libre. Durante un mes, dormir con la compresa húmedo-fría en el cuello.

Tratamiento de la sinusitis

Dieta de fruta o estricta dieta a base de alimentos crudos sin ingerir líquido hasta que desaparezcan todas las molestias. Baños parciales ascendentes (baños de pies, de asiento y baños de brazo) con la subsiguiente envoltura húmeda o seca de tres cuartos o total. A ser posible, la envoltura debe mantenerse durante varias horas. Una vez que se ha quitado, es aconsejable un lavado completo. Durante la noche se aplicarán envolturas del cuerpo y de las pantorrillas, luego de un previo baño alterno de pies. El intensivo tratamiento helioterápico (baños de sol) de todo el cuerpo conduce a una considerable traspiración y sustituye las envolturas antes mencionadas.

Tratamiento de la bronquitis

Al igual que en cualquiera de las enfermedades agudas, el tratamiento debe iniciarse con algunos días de zumos y frutas y con un enema intestinal diario. Una traspiración repetida durante los primeros días de la enfermedad suele acortar el curso de ésta. Aumentando progresivamente la temperatura del agua, se efectuará un baño de la pierna y antebrazo; luego se aplicará una compresa sobre el pecho o una compresa húmeda de tres cuartos. De una a dos compresas más sobre el pecho durante el curso del día suavizan los dolores. Muy eficaces contra los intensos dolores inflamatorios son las compresas de vapor o las aplicaciones de aceite caliente. La tisana pectoral con miel como bebida estimula la solución de la mucosa.

Si el proceso inflamatorio se ha convertido en una inflamación pulmonar catarral, debe renunciarse a la práctica de los baños, para no sobrecargar el corazón y la circulación. En este caso, se limitará a lavados a temperatura progresivamente ascendente, compresas o envolturas sobre el pecho y tratamiento de aire libre.

TRATAMIENTO DE LA HALITOSIS DE ORIGEN DIGESTIVO

El sistema digestivo, guardián de la salud

El estómago y el intestino del ser humano no sirven solamente para la asimilación de la alimentación sólida y líquida. Constituyen también los bastiones de un edificio bien ordenado que sirve de defensa a nuestro organismo frente a un ambiente preñado de influencias mórbidas. Mientras estos bastiones permanecen en buen estado y están prestos a funcionar, poseemos una protección contra las consecuencias múltiples y nefastas que se desprenden de los defectos y de los errores de la nutrición. Pero si el estómago y el intestino se debilitan o caen enfermos, se trasforman en «puntos de apoyo avanzados» de la enfermedad y el cuerpo no dispone ya más que de posiciones retiradas de defensas «internas».

Ésta es la razón por la *cual los enfermos de afecciones gastrointestinales deberán consagrar más cuidado a sus costumbres alimentarias y a su modo de vida esforzándose en restablecer una digestión sana, si desean conservar, incluso a una edad avanzada, el equilibrio de su salud, y evitar, entre otros mil achaques, el molesto y torturante mal aliento.*

La boca es el primero de estos bastiones conservadores de la salud. Con demasiada frecuencia se tiende a olvidarlo. La naturaleza ha concebido la boca de manera que pueda realizar, y realice, una serie de tareas importantes durante la absorción de los alimentos. Son las siguientes: la *molienda* y la trasformación de los alimentos en papilla; el *ensalivado,* que sirve a la predigestión, y la *detección* de los alimentos con el auxilio del sentido del gusto con vistas a su asimilación. Estas funciones tienen por objeto, por una parte, impedir la ingestión de alimentos impropios para el consumo y, por otra parte, preparar la admisión y la trasformación de los alimentos en el curso de las fases ulteriores de la digestión. Este proceso es doble, a saber: *secreción de los jugos digestivos* apropiados para el comienzo de la digestión tan pronto el paladar ha percibido el sabor del alimento, y *el alistamiento de un «equipo de protección»* (por ejemplo los leucocitos) en las paredes gastrointestinales desde la ingestión de alimentos que llevan al cuerpo una alimentación indeseable, pesada y desnaturalizada por la cocción o por otros medios –fenómeno conocido como «leucocitosis de la digestión»–. Los leucocitos son los glóbulos blancos de la sangre que tienen por misión eliminar los microbios patógenos que han penetrado en el interior del organismo y crear sustancias protectoras.

Este primer bastión, la boca, es ya en la mayoría de nosotros débil y decadente: el alimento es mal masticado y tragado sin ser suficientemente ensalivado; sólo son buscados los excitantes gustativos más violentos mientras que los elementos reales y de más fino sabor, los que informan sobre el valor vital de la nutrición, pasan desapercibidos; la reacción del paladar es ahogada por una condimentación demasiado fuerte y embotada por cantidades de agentes demasiado azucarados, excitantes e irritantes. La leucocitosis de la digestión –una especie de socorro de urgencia– es puesta habitualmente a contribución en cada ingestión de alimentos no acompañados de elementos crudos, alimentos protectores por excelencia; estas situaciones críticas demasiado repetidas agotan así prematuramente las reservas del organismo.

En tales casos, el peso entero de la defensa y de la asimilación de los alimentos recae naturalmente sobre el estómago y el intestino. Dichoso el enfermo de una afección gastrointestinal que se dé cuenta de que está en situación de procurar a estos órganos de digestión un gran alivio y un progreso a menudo decisivo con vistas a su restablecimiento, consagrando toda su atención a su boca y a la función de ésta.

¿Cómo lo conseguirá? Volviendo pacientemente a la observación de las particularidades gustativas de los alimentos y pensando en una masticación concienzuda (sin ponerse no obstante a contar espasmódicamente sus movimientos de masticación). Si lo hace con constancia, ahora y siempre, llegará el momento en que la sensación de dejar deslizar alimentos sólidos en grandes pedazos a lo largo del esófago le será insoportable, mientras se despertará en él una verdadera alegría de morder y de masticar, así como un instinto seguro de la alimentación que se manifestará de una manera cada vez más viva y que le hará rechazar espontáneamente una alimentación excitante contraria a la naturaleza.

Lo mismo que la boca, el estómago, el duodeno, el intestino delgado y el intestino grueso son también, con todos sus órganos accesorios, bastiones de defensa contra la enfermedad, dispuestos los unos detrás de los otros. El *estómago* tiene por misión desinfectar los alimentos mediante su contenido en ácido, diluirlos luego, amasarlos y emprender la digestión de los albuminoides y de las materias grasas. El *duodeno* prevé, en conexión con el hígado y el páncreas, el aporte de todos los jugos digestivos necesarios, que se completan para digerir las materias grasas, los albuminoides, los azúcares y los feculentos. Pero no puede realizar convenientemente su tarea más que si la boca y el estómago han preparado la papilla alimenticia con las «reglas del arte» capaces de engendrar un medio exento de oxígeno (anaerobio). Cosa que no será posible sino a la larga con la ayuda de los fermentos inherentes a una alimentación rica en vegetales crudos. Ésta es una de las razones principales de la regla de oro de absorción de los *alimentos crudos al comienzo de cada comida.* Es una de las maravillas de la naturaleza que los fermentos naturales de los vegetales crudos corresponden a los de los órganos de la digestión humana, como una llave se adapta al agujero de la cerradura.

El *intestino delgado* que sigue al duodeno termina la digestión y canaliza el aporte alimenticio hacia la sangre, que comienza por hacerle sufrir un filtraje por el hígado. En la parte inferior del intestino delgado y en el *intestino grueso,* tienen lugar el espesamiento de la papilla alimenticia por la resorción del líquido, así como la digestión de las gruesas fibras celulósicas con la ayuda de las bacterias digestivas que efectúan también toda una serie de tareas importantes; son pues nuestros amigos y nuestros auxiliares y debemos prodigarles nuestros cuidados y toda nuestra atención. La flora intestinal prolifera en el intestino grueso sano, y contribuye considerablemente a sacar provecho de los alimentos absorbidos, de manera que *una pequeña cantidad de alimento aprovecha más al organismo en presencia de una flora intestinal sana, que una alimentación abundante en presencia de una flora intestinal enferma;* esta flora intestinal produce, además, toda una serie de vitaminas B que no se deberán pues conducir únicamente al organismo por un aporte exterior. Además, contrariamente a una flora bacteriana enferma, una flora intestinal sana no destruye las otras vitaminas esenciales de la alimentación, las vitaminas K y C; al contrario, hace que el organismo humano las aproveche.

Las paredes intestinales tienen también una buena «capacidad filtrante» para impedir que las bacterias intestinales y sus toxinas penetren en la sangre, dejando pasar al propio tiempo una selección de sustancias nutritivas. Por lo tanto, si prevalecen constantemente circunstancias desfavorables en el intestino –disbacteria, putrefacción, fermentación–, el poder de selección de las paredes intestinales disminuye a la larga, entraña el desbordamiento de las toxinas intestinales en la sangre y en todo el cuerpo y tendrá como consecuencia afecciones muy graves. Las paredes intestinales son el centro más importante del sistema linfático regulador del cuerpo.

La razón por la cual la boca merece una atención particular es que sus funciones son accesibles a la influencia de la voluntad; siendo así, no hace falta la intervención del médico para tratar de restablecer el primer bastión de la salud. Por el contrario, todo lo que sigue del proceso de la digestión se desarrolla maquinalmente y se aleja mucho de la esfera de observación.

Por lo que concierne a las *medidas de curación,* se comprende que el régimen alimenticio ocupa el primer plano de las preocupaciones en el caso de las afecciones gastrointestinales. Debemos, sin embargo, observar que una dietética centrada esencialmente sobre perturbaciones pasajeras y que no tenga en cuenta debilidades de los órganos, no puede aportar un alivio durable. Tales regímenes de precaución pueden, en el caso más favorable, es decir, cuando el enfermo dispone aún de capacidades de autocuración, aliviar parcialmente los trastornos en cuestión; su aplicación prolongada, sin embargo, corre el riesgo de provocar una enfermedad nueva, debido a la carencia en sustancias vitales.

Los regímenes que aquí daremos se basan en el principio de que vale más dirigirse en el sentido de una curación verdadera y durable del enfermo: en otros términos, se trata de aplicar una dietética susceptible de aportar al organismo un máximum de sustancias vitales y de vegetales crudos, teniendo en cuenta al propio tiempo debilidades orgánicas existentes. La mejor manera de llegar a esto será aplicar primero un régimen basado exclusivamente en vegetales crudos seleccionados y pasar progresivamente, tras un régimen de transición, al régimen «normal».

El estado de los órganos de digestión hace, sin embargo, necesario adaptar estos diferentes regímenes alimenticios a las circunstancias particulares inherentes a cada uno de los casos. En efecto, los alimentos deberán ser tomados en forma de jugos, o en forma de papillas ligeras o de papillas espesas. Habrá que evitar temporalmente ciertos alimentos, mientras que otros serán, al contrario, absorbidos como medidas especiales de urgencia. A todo ello se unirán una serie de medidas complementarias cuya importancia es variable.

Evolución de la enfermedad

La *gastritis* puede desarrollarse lenta y solapadamente a consecuencia de largas influencias nocivas tanto físicas como morales. Pero también puede producirse bajo una forma aguda por un envenenamiento o por una infección. Una *gastritis aguda* podrá ser curada rápidamente mediante ciertas precauciones alimenticias y descanso, mientras que una *gastritis crónica* necesitará cuidados pacientes y seguidos antes de que los tejidos digestivos afectados por el mal estén curados.

A consecuencia de excitaciones repetidas, provocadas tanto por una alimentación irritante demasiado caliente o demasiado fría, demasiado condimentada o desnaturalizada, y por la falta de alimentos frescos, como por un estado de tensión constante, de enfados y de malos humores, sobre todo durante la absorción de los alimentos, se producirá primero *una irritación del estómago con hiperacidez* e inflamación de la mucosa, que provoca sensaciones de calambres después de las comidas, ardores y dolores en ayunas.

Comidas apresuradas, demasiado abundantes, ricas en excitantes, combinadas a menudo con la nicotina del tabaco, el alcohol, mucho café y dulces, empeorarán el estado hasta el momento en que ni siquiera los calmantes podrán proporcionar ya alivio –por lo demás estos medicamentos sólo tienen una acción calmante, no curan jamás–.

Si existen, además, disposiciones hereditarias, pueden formarse úlceras en un estómago o duodeno con hiperacidez e inflamación crónica, que necesitan cuidados clínicos o incluso una intervención quirúrgica.

Si este estado de sobreexcitación persiste mucho tiempo, el estómago es susceptible de agotar sus jugos digestivos y de trasformarse poco a poco en un *estómago atónito, pobre en ácidos,* que desciende en la cavidad abdominal como una bolsa blanda, se vacía lenta y penosamente, y cuyo contenido se descompondrá si permanece en él mucho tiempo. Regurgitaciones, una sensación de pesadez y de plenitud, hinchazones que van hasta la flatulencia, la falta de apetito y la *fetidez del aliento,* son las consecuencias.

La pérdida de los ácidos desinfectantes permite a las bacterias –gérmenes de enfermedades– penetrar en los conductos del estómago, del intestino y de la vesícula biliar, lo que forma así inflamaciones del duodeno, del hígado, de la vesícula y del intestino grueso.

La *dispepsia* debida a la fermentación y a la putrefacción, la hinchazón del vientre después de las comidas, el estreñimiento y las crisis de diarrea, son el resultado, debido al hecho de que las cepas bacterianas sanas, necesarias para el proceso normal de la digestión, degeneran o perecen y que hay proliferación de gérmenes de enfermedad.

Finalmente, el cáncer del estómago puede hallar campo abonado en un medio así. Del mismo modo, la ictericia infecciosa epidémica entraña como secuela, si no es curada completamente, una gastroenteritis crónica; ésta es la razón por la cual es preciso siempre examinar muy cuidadosamente la función hepática en toda enfermedad del estómago y del intestino, a fin de investigar si una ictericia anterior no sería el origen de la afección presente.

Directrices generales del tratamiento

Para curar todas las enfermedades gastrointestinales, hay un principio: los tejidos enfermos no necesitan solamente ser atendidos, sino también ser estimulados de nuevo y reeducados. Toda enfermedad gastrointestinal necesita un aporte de factores de curación eficaces provenientes de una alimentación natural compuesta de vegetales crudos, es decir, de zumos frescos de frutas y hortalizas *correctamente preparados* –pues el modo de preparación tiene aquí una importancia particular–.

La absorción de alimentos crudos debe tener lugar *antes* de la ingestión de todo otro alimento. Además, sin la tranquilidad, sin la distensión interna y externa y sin una atmósfera de confianza y de voluntad en la alegría, el enfermo de una afección gastrointestinal no podrá curar.

Están absolutamente prohibidos, los excitantes antinaturales como el café, el chocolate, las bebidas alcohólicas, el tabaco, los bombones y los dulces.

En primer lugar, *comer lentamente* (masticar cada bocado hasta que uno se haya dado cuenta cabal de las particularidades del sabor), *luego tener diez minutos de descanso antes y treinta minutos de descanso después* de cada comida, son para todo enfermo de una enfermedad gastrointestinal una ley imperiosa en el curso de las primeras semanas. Hay que señalar que el estómago y el intestino dependen del buen trabajo preparatorio y de la salivación de la boca y que cada bocado masticado demasiado aprisa o no masticado sobre-cargará inútilmente la digestión ulterior.

Tras varios días de reposo absoluto con un régimen apropiado, habrá que comenzar lentamente a practicar la *marcha a pie:* en efecto, este ejercicio actúa como un masaje natural y eficaz; estimula los órganos de la digestión, activa la circulación de la sangre y la secreción de los jugos, mejora el peristaltismo y refuerza los ligamentos. Su acción se opone a la caída de los intestinos y a la acumulación de los gases intestinales. La evacuación del estómago se hace mejor y el intestino vence su pereza.

La *respiración* deberá ser bien aprendida y aplicada en particular en lo que concierne a los movimientos del diafragma y de los abdominales. Una respiración bien comprendida puede tener una influencia decisiva sobre la curación de las enfermedades de la digestión.

La *tensión nerviosa* y la *precipitación* deben evitarse, y la *tranquilidad* durante la absorción del alimento es absolutamente necesaria. Repetimos que es necesario descansar diez minutos antes y treinta minutos después de cada comida. También hay que acostarse temprano.

Influencia del calor

Cuando están muy afectados, tanto el estómago hiperácido como el estómago atónico necesitan ser estimulados y tener una circulación sanguínea activada por el calentamiento y la distensión que procuran envolturas calientes del abdomen así como otras envolturas y compresas. Éstas serán aplicadas después de cada comida alrededor del vientre, en posición extendida(envolturas abdominales) o en forma de compresas de manzanilla que se mantendrán puestas de veinte a treinta minutos (mientras estén todavía calientes).

El calor húmedo es mejor que el calor seco. Las compresas de manzanilla son particularmente activas. Si es deseable mantener un calor prolongado, se podrán aplicar patatas calientes, aplastadas con el tenedor (mantienen el calor de cuarenta y cinco a sesenta minutos, y hasta más). La envoltura caliente rodeando el vientre o un dispositivo del tipo de los baños de luz son los más eficaces.

Los pacientes cuya epidermis funciona bien (adolescentes) y todos los gastrálgicos en general, deberán, tan pronto sea posible, en cuanto hayan pasado el estadio agudo de la enfermedad y el calor de las compresas ya no se sienta como una cosa agradable y necesaria, pasar a las envolturas Priessnitz: aplicación de un lienzo húmedo frío alrededor del vientre con una franela colocada por encima, y entre los dos, un aislante de goma fina. Toda la región del estómago y del intestino reaccionará tras una primera sensación rápida de frío con un fuerte calor del cuerpo y se beneficiará durante una o dos horas (e incluso a veces durante toda una noche) de una circulación de la sangre descansando en un calor húmedo.

Una acción curativa intensa se desprende de estas envolturas sobre los órganos abdominales, y además, el enfermo inquieto y a menudo nervioso hallará en ellas una distensión bienhechora y soporífera.

Un *masaje del tejido conjuntivo* en la zona del estómago –si existe la posibilidad– puede tener una acción similar, a condición de ser ejecutado por una mano experta y entrenada.

Un intestino perezoso en un enfermo del estómago no debe ser olvidado. En efecto, las toxinas del intestino, las sustancias pútridas en particular, pasan a la sangre, gravitan sobre el proceso de curación y provocan fatiga, desaliento y dolores de cabeza. Durante toda la duración del régimen alimenticio en forma líquida, conviene evacuar el intestino dos o tres veces por semana mediante lavativas de manzanilla.

Regla general

Todo enfermo del estómago o del intestino deberá someterse al diagnóstico médico, que decidirá si son necesarios un sondaje del estómago o una radiografía; él podrá decir si se halla en presencia de una hiperacidez gástrica, de una enfermedad nerviosa del estómago o de un estómago caído, o también, si se constatan úlceras, cicatrices o tumores.

Tratamiento de la gastritis aguda

Hacer descansar la función gástrica, calor uniforme, relajación y ayuno (únicamente absorción de tisanas): después lenta transición hacia una dietética compuesta de zumos y de papillas, necesariamente rica en alimentos frescos. En la mayoría de los casos de enfermedad es vencida en pocos días por este medio.

Tratamiento de la gastritis crónica

1) Irritación del estómago debida a la hiperacidez

Hace falta una alimentación que actúe sobre todo sobre el exceso de acidez que comportan zumos particularmente dulces, cereales completos, papillas, leche, leche de almendras, preparaciones con suero e infusiones calmantes. El régimen se compondrá de zumos de frutas dulces y en particular todos los zumos de hortalizas (con excepción de los jugos fuertes de espinacas, de berros y de rábanos negros).

Ejemplo: zumos de zanahorias, de remolachas, de apio, de tomates y sobre todo zumo de col.

Mediante una mezcla escogida de zumos, es posible obtener todos los grados de atenuación de su fuerza. Por ejemplo, añadiendo zumo de plátano, de uva o de manzana y limón, al de hojas de verduras. El zumo de patata, la papilla de harina de linaza, las diferentes variedades de leche vegetal y animal, tienen una excelente acción sobre la hiperacidez del estómago.

Zumos de frutas ácidas (naranjas, pomelos, fresas…) y zumos de verduras pueden ser *envueltos* en papilla, gelatina de pectina, agar-agar, papilla de trigo integral o *suavizados* con nata y leche de almendras, mientras que zumos de frutas dulces (uvas, plátanos, manzanas ralladas, eventualmente melón) pueden ser soportados en estado puro.

Después del primer estadio muy severo, de una alimentación en forma de zumos, se pasará al del *puré,* que será preparado mecánica y finamente, evitando todo alimento desnaturalizado.

De este régimen de puré, una lenta transición llevará a la forma durable de la dietética, la cual aplicada varios meses seguidos curará totalmente el estómago y el intestino.

Ordenación de las comidas

El estómago con exceso de acidez no debería ser irritado demasiado a menudo en el curso del día; por consiguiente, tres comidas al día bastarán con un descanso para el estómago en los intervalos. Se podrá tomar eventualmente en los intervalos algunos sorbos de una infusión de arcilla, leche o papilla como calmantes *naturales* de la hiperacidez. La absorción regular de medios artificiales de neutralización del ácido gástrico, tales como el bicarbonato de sosa y otros, no es un modo de curación, al contrario: el estómago exigirá dosis cada vez más elevadas y formará cantidades de ácido cada vez más grandes. Asimismo, comidas frecuentes para calmar momentáneamente los ardores de estómago no son más que un paliativo engañoso: el estómago, obligado a comenzar de nuevo su trabajo apenas terminado éste, aumentará cada vez más su producción de ácido gástrico y su inflamación.

2) El estómago atónico y pobre en ácidos

Necesita un ligero aporte en ácidos naturales y una alimentación que deberá comportar, en cuanto el estado lo permita, grandes cantidades de cereales integrales, hortalizas crudas y frutas, a fin de ayudar a vencer su pereza y a recuperar su elasticidad natural. Al principio se darán: zumos de frutas frescas, en particular de naranjas, de pomelos, zumo de limón diluido en agua, zumo de fresas, frambuesas, grosellas, moras, manzanas ácidas, zumos de hortalizas variados, en particular los de hojas verdes, y especialmente zumo de col. La leche en forma ácida (suero, yogur, kéfir) estarán perfectamente indicados.

En ciertos casos convendrá suavizar los zumos de frutas o de hortalizas citados más arriba mediante la adición de un poco de papilla o de zumo de patatas, debido a que un estómago pobre en ácido está a menudo dolorido e inflamado y reacciona, por este hecho, con dolores ante toda excitación gustativa demasiado fuerte. En cuanto el estado haya mejorado y las pesadeces, con sensaciones de plenitud y de flatulencia hayan disminuido, se pasará al régimen de los purés, que comportan: muesli, pasado por la batidora, con yogur, papillas de cereales integrales, bizcochos (bien masticados), hortalizas crudas y frutas aplastadas en la batidora, finamente ralladas o desmenuzadas. El enfermo deberá ser constantemente invitado a masticar larga y cuidadosamente a fin de predigerir los pedazos más grandes y de estimular la secreción de los jugos gástricos del estómago perezoso.

Los alimentos sanos, que tienen a la vez un poder estimulante sobre la secreción de los jugos gástricos ácidos, son los siguientes: el caldo vegetal, la levadura alimenticia, las mezclas de requesón y hierbas aromáticas, ciertas infusiones (manzanilla, menta, verbena, hojas de fresal, hojas de morera, etc.), así como las frutas ácidas.

Los *alimentos malsanos,* es decir, irritantes, son los siguientes: todos los productos asados, fritos o torrefactos (materias grasas cocidas, harina blanca, café, así como las bebidas alcohólicas y el tabaco).

La *ordenación de las comidas* se limita también para los estómagos atónicos a tres comidas principales, para evitar a toda costa una sobrecarga y permitir la recuperación y la regeneración en los intervalos. Pueden ser útiles estimulantes muy ligeros entre las comidas, tales como por ejemplo infusiones amargas, zumo de limón diluido en agua, zumo de naranja, caldo vegetal, etc.

3) La úlcera de estómago

El tratamiento corresponde a grandes rasgos al indicado para los estómagos irritados por un exceso de acidez. Modernamente se ha demostrado la irrefutable eficacia del tratamiento de las úlceras de estómago con grandes cantidades de zumos frescos de hortalizas. La influencia curativa del factor U proveniente del zumo de col y de otros zumos de hortalizas es un hecho clínico bien reconocido. Gracias a estas constataciones, muchos medicamentos han devenido superfluos, por fortuna para los enfermos.

EL RÉGIMEN ALIMENTICIO EN LAS ENFERMEDADES DEL ESTÓMAGO

Lo que debe ser un régimen

El régimen debe ser individual

El régimen varía según los enfermos. Cada enfermo tiene derecho a su régimen. No puede haber un régimen o tratamiento válido para todos. Los regímenes tipo que aquí ofrecemos sólo son dados a título indicativo; tienen la ventaja de ser completos y permiten ganar tiempo; pero deben ser adaptados al individuo y modificados, tanto desde el punto de vista de la cantidad como de la calidad de los alimentos, según la tolerancia, los gustos, las costumbres y la edad del enfermo.

Para Sydenham «hay que dar más importancia a las preferencias y a las sensaciones del enfermo, que a las reglas a menudo engañosas y dudosas del arte médico». Así pues no cometamos evidentemente el error de recomendar a enfermos, en nombre de concepciones puramente teóricas, un alimento que no pueden tolerar, y a la inversa, de privar a estos mismos enfermos de un alimento que soportan muy bien. Un cierto grado de empirismo individual debe presidir el establecimiento del régimen.

Mas esto no es una razón para dejar al enfermo sólo el cuidado de discernir lo que le conviene, y para dejarlo creer en la verdad absoluta del viejo adagio: lo que gusta no hace daño. Casi siempre, el enfermo es un mal juez en esta materia y comete errores graves que es preciso combatir. El papel del médico sigue completo, tanto más que un examen completo de cada árgano es necesario en todos los enfermos, y que el régimen puede hallarse modificado según el estado de estos órganos.

El régimen será variado

Será variado para no cansar la paciencia del sujeto. Brillat-Savarin lo ha dicho: «Un régimen severo no cura a nadie, porque jamás es seguido». De un régimen uniforme, el enfermo más resignado se cansa rápidamente. Por otra parte, casi todos los alimentos pueden ser consumidos sin inconveniente por cualquier enfermo, fuera de casos de gravedad excepcional, si ese empleo es limitado y aconsejado con prudencia. El alimento es más nocivo por su cantidad que por su calidad.

El régimen será variado también para evitar la inapetencia. No hay buena digestión sin apetito. Uno de los principales excitantes de las glándulas salivares y del jugo gástrico es el placer que el alimento procura. Un alimento ingerido sin apetito, sin haber excitado el gusto, puede permanecer largo tiempo en el estómago sin ser digerido; un alimento que repugna o incluso que no gusta puede detener de improviso la digestión.

El régimen debe ser completo,
equilibrado, no carenciado.

Hay un mínimum de cada alimento necesario para el mantenimiento de la vida, y que debe entrar en la ración diaria, tanto en el enfermo como en el sujeto en estado de salud: mínimum de azúcar, de grasa, de carne o de materia albuminoide. Estos alimentos no pueden ser suplidos sin perjuicio; y regímenes normales que poseen bastantes calorías, por ejemplo, se revelan insuficientes en la práctica cuando son incompletos; exponen a los enfermos a trastornos múltiples e incluso a la tuberculosis y a la inanición. Si se trata de sujetos en período de crecimiento, el abuso de regímenes prolongados demasiado estrictos provocará un desequilibrio que puede entrañar trastornos graves. Existe, por otra parte, fuera de las tres categorías fundamentales de alimentos (proteínas, grasas e hidratos de carbono), otros principios alimenticios indispensables para la nutrición: como los alimentos que contienen vitaminas (vegetales crudos, ensaladas, frutas, etc.) cuya privación provoca trastornos nutritivos bien conocidos; luego los alimentos que contienen sales minerales y oligoelementos (cal, potasio, sodio, magnesio, fósforo, azufre, manganeso, hierro, cobre, yodo, etc.). Las recientes investigaciones sobre el papel del calcio en la tuberculosis, del magnesio en la evolución de ciertos cánceres, permiten suponer que una alimentación demasiado exclusiva no aporta al organismo todo lo que necesita, y que, poco a poco, a favor de esta carencia se instalarán trastornos de los cuales no conocemos la naturaleza.

El régimen será práctico, claro y preciso

Debe ser fácil de aplicar según el género de vida de cada uno, y permitir realizarlo sin perjuicio de las ocupaciones habituales.

Debe ser claro y preciso en el sentido de que debe estar reglamentado como una ordenanza. Es preciso hacer comprender al enfermo el porqué de ciertas restricciones, estas explicaciones le ayudarán a soportarlas. Se indicará las cantidades a tomar, lo que tiene a menudo más importancia que la elección misma del alimento. El enfermo puede pecar tanto por defecto como por exceso.

Hay que enseñar cómo deben ser preparados los alimentos. Basta modificar su preparación de para aumentar su digestibilidad y su tolerancia: la digestibilidad de la mantequilla cocida difiere totalmente de la de la mantequilla fresca, el aceite de fritura es más indigesto que el aceite de oliva fresco; por otra parte, la cocción hace a veces el tomate más digestible, hace perder a los berros su principio irritante, el queso cocido con los alimentos impide su ataque por el tubo digestivo, etc.

Regímenes restrictivos

Régimen lácteo

Este régimen es prescrito, sea con leche solamente, sea con leche adicionada con harinas di-versas (papillas con leche), sea, en fin, con productos derivados de la leche (kéfir, yogur, leche cuajada, etc.).

Régimen lácteo absoluto

La leche es, en general, de una digestión y de una asimilación fáciles. Se le ha reprochado ser causa de estreñimiento, de provocar en ciertos enfermos fermentaciones intestinales pútridas y trastornos digestivos persistentes, que hacen renunciar a su uso. De hecho su empleo exige precauciones que permitirán evitar la mayor parte de estos inconvenientes.

La leche será descremada, sea muy simplemente, recogiendo en su superficie la nata que será separada, tras un cierto tiempo de reposo al fresco en un recipiente de barro barnizado o de porcelana, sea con el auxilio de una desnatadora centrífuga.

La leche será tomada a pequeñas dosis muy fraccionadas. La cantidad habitualmente dada es de 300 a 400 g cada 3 horas. Pero esta cantidad es a veces mal soportada; en este caso se recurrirá a pequeñas dosis de 50, 75 o 100 g dados cada hora, para llegar progresivamente a una cantidad diaria de 2 l a 2,5 l.

La leche será absorbida lentamente, a pequeños sorbos o cucharaditas de las de café; debe ser «comida y no bebida» (de 15 a 20 minutos para una taza grande). La leche es un verdadero alimento y debe ser tratado como tal. Conviene dejarla permanecer un instante en la boca, para ponerla el mayor tiempo posible en contacto con la saliva. Esta masticación de la leche la hace mucho más digestible e impide que forme un coágulo al llegar al estómago; coágulo que sería muy difícilmente dividido por las contracciones gástricas.

La absorción de la leche irá seguida de un cepillado de los dientes y de un lavado de la boca con agua mineral o con una solución de bicarbonato de sosa (media cucharadita de las de café en un vaso de agua).

La leche es prescrita según los gustos: fría, templada o caliente. Para hacerla aceptar por ciertos enfermos, habrá que mezclarla o perfumarla: cortada con agua mineral; aromatizada con un poco de té, café, flor de azahar, vainilla, etc.

Se le podrá añadir con ventaja miel (100 g cada 24 horas) que es muy bien soportada por el hígado, y que añade al régimen lácteo su valor nutritivo.

Para luchar contra el estreñimiento que puede ser provocado por la leche, bastará dar una o dos cucharaditas de las de café de sulfato de sosa en una de las tazas de leche, o reforzar la acción ligeramente laxante de la miel con agar-agar. Contra las fermentaciones intestinales y para detener la diarrea que se produce a veces con la leche, se mezclará en algunas tazas de leche una cucharadita de las de café de cal.

Es raro que tomando todas estas precauciones la leche no sea bien soportada. Hay que intentarlo todo antes de abandonar el recurso tan precioso de este alimento, hacia el cual ciertos enfermos sienten una repugnancia invencible.

Tomada caliente, hecha ligeramente alcalina mediante la adición de algunas cucharaditas de agua mineral por vaso de leche, será generalmente bien soportada.

Productos derivados de la leche

Se podrá reemplazar la leche fresca por leches fermentadas –kéfir, yogur, suero–, que son en general mejor soportadas por el estómago y el intestino.

El *kéfir* es una leche fermentada con el auxilio de granos del Cáucaso; no se conserva mucho tiempo. El de 2 días (kéfir n.º 1) es ligeramente laxante; el de 2 días (kéfir n.º 2), es indiferente; el de 2 días (kéfir n.º 3) estriñe. El kéfir es un alimento de primer orden, porque la fermentación kefírica hace de él una leche en parte digerida y más fácilmente asimilable. Por otra parte, favorece el funcionamiento gástrico, cuando hay insuficiencia en la secreción o motricidad. Por eso está indicado en el régimen de los dispépticos, en los casos de hipopepsia, de atonía y de dilatación gástricas; contraindicado en los hiperclorhídricos y los ulcerosos. Puede ser prescrito como régimen exclusivo (de 1,5 l a 2 l al día), tomado frío o templado, con miel o sin ella, repartido en varias veces y absorbido a pequeños sorbos; o como régimen mixto mezclado con leche, o asociado a otros alimentos suprimiendo una parte de las bebidas.

El *yogur* es una leche cuajada por el fermento búlgaro, es más cremoso. A menudo preferido por los enfermos, tiene una acción idéntica a la del kéfir, debe ser consumido fresco, en los dos o tres días que siguen a su fabricación. Es recomendado en todas las afecciones en las que se aconseja el régimen lácteo. Se toma sólo o endulzado con miel, en ayunas o como postre.

El *suero de leche* se emplea igualmente en los casos de intolerancia de la leche y, como los productos precedentes, tiene indicaciones especiales, incluso si la leche es tolerada.

Régimen lácteo mitigado

El régimen lácteo mitigado puede ser realizado reemplazando las tomas de leche por 5 o 6 papillas al día, preparadas con 300 g de leche o con leche cortada con agua, adicionada con una cucharada sopera de harina integral (trigo, cebada, avena, maíz, arroz, sémola, tapioca) o 15 g de pan tostado o de bizcochos. Se aumenta así el valor nutritivo de la leche, su tolerancia, su digestión y su poder antipútrido.

Régimen de frutas

Es, como el precedente, un régimen de excepción que se prescribe temporalmente y bajo control. *Cuando es bien digerido, es el más desintoxicante de los regímenes.* Actúa a la manera de las curas alcalinas, lavando los riñones y la sangre; es laxante, diurético, alcalinizante, antitóxico, en una palabra, *depurativo.*

Por su valor calórico, por su riqueza en vitaminas y en sales minerales necesarias al organismo, las frutas poseen cualidades dinamógenas y reparadoras, así como un gran poder vitalizante. Constituyen un verdadero suero alcalino, nutritivo, vivo y perfectamente apto para la asimilación.

El régimen de frutas se prescribe: sea sólo para un tiempo muy limitado, tres o cuatro días consecutivos, o a razón de una vez o dos por semana; sea al mismo tiempo que la cura de leche; sea, en fin, en forma de curas de varias semanas, en el curso de las cuales el enfermo puede restringir su régimen habitual y consumir una cantidad más o menos considerable de frutas.

De pasada, llamamos la atención del lector sobre las ventajas que presentan las frutas en la alimentación ordinaria. Si hace algunos años solamente, las frutas eran únicamente consideradas como accesorios de la mesa, entran actualmente en la composición de todos los regímenes, sea crudas bien maduras, sea cocidas; y gracias a sus cualidades, ejercen sobre el organismo la más saludable influencia. Tomadas por la mañana en ayunas, constituyen una pequeña cura alcalina cotidiana, su acción laxante es apreciada por los estreñidos; consumidas antes de las comidas en los obesos, les permiten disminuir la cantidad de alimentos ricos en grasas y en nitrógeno. Formarán necesariamente parte de la ración alimenticia de casi todos los enfermos, como forman parte de la de las personas sanas. Se las comerá de preferencia entre las comidas para calmar a veces la sensación de hambre o para refrescarse. Al final de las comidas copiosas, suelen ser indigestas. En todos los casos, siempre, deberán ser masticadas cuidadosamente.

La cura de frutas se hace generalmente con frutas acuosas y azucaradas: melocotones, uvas, naranjas, mandarinas, cerezas, fresas, frambuesas, manzanas, peras, etc.

Cuando las frutas crudas sean mal toleradas a causa de su contenido celulósico, se utilizarán los zumos de frutas frescas: melocotones, albaricoques, peras, manzanas, cerezas, uvas, etc. obtenidos con la licuadora.

En el régimen exclusivo, todas estas frutas son dadas a intervalos espaciados, cada tres horas, o solamente tres o cuatro veces durante el día.

Se podrá en ciertos casos autorizar frutas cocidas, compotas, mermeladas, jaleas, confituras. En cuanto a las frutas oleaginosas (aceitunas, almendras, nueces, avellanas) y a las frutas harinosas (castañas), son en general de digestión algo difícil; y si tienen un valor nutritivo superior al de las frutas frescas, no tienen sus virtudes digestivas. Señalemos, sin embargo, las excelencias de la leche de almendras, altamente digestiva y conveniente en casi todos los casos.

Cura de uvas

La duración es de 3 a 4 semanas. La dosis varía de 500 g a 3 k como máximo al día; se disminuye cuando la uva comienza a incomodar. Se tiran las pepitas y los hollejos. Tres tomas al día: la primera, de 6 a 8 de la mañana, comprende la mitad de la dosis diaria, o sea de 250 a 1500 g; las otras dos tomas comprenden cada una la cuarta parte de la dosis total, y tienen lugar una hora antes de cada una de las dos principales comidas. Estas comidas son en general moderadas, y la alimentación será regulada según la naturaleza de la enfermedad.

Se pueden aplastar las uvas sobre un colador, recoger el zumo, y beberlo lentamente con un pajita.

Estas curas son de efectos sorprendentes en las dispepsias, en el estreñimiento y la enteritis mucomembranosa, las hemorroides, la congestión del hígado, la litiasis biliar y las ictericias infecciosas, al mismo tiempo que en todas las manifestaciones del artritismo.

Cura de naranjas

La cura de naranjas puede hacerse como la cura de uvas, sea con la fruta, sea con el zumo; posee cualidades análogas.

El zumo de naranjas podrá ser mezclado con zumo de limón, aumentando así sus efectos, en la proporción de tres partes de zumo de naranja por una de zumo de limón.

La *cura de melocotones* tiene propiedades análogas a las que acabamos de ver; el melocotón es en general bien tolerado por el estómago y parece incluso facilitar la digestión.

La *manzana* es, en general, una fruta muy digestible; después de las comidas, ayuda a la digestión provocando una abundante secreción de saliva. Excita igualmente las glándulas del intestino, y constituye para los estreñidos el fruto ideal, tomada entre las comidas y como postre. Para los enfermos que digieren mal la manzana cruda, se les aconsejará cocida al horno, o en compota.

La *cura de higos frescos,* tomados del árbol, ocupa uno de los primeros lugares entre las curas de frutas; desgraciadamente, son difíciles de trasportar. Los higos son muy digestibles y altamente nutritivos, además tienen una acción laxante suave y segura.

Régimen vegetariano

El régimen vegetariano puede ser o un régimen estricto, que no comporta ningún alimento de origen animal; o un régimen mitigado que comporta además leche o huevos (régimen lacto-vegetariano o lacto-ovo-vegetariano).

Estos regímenes difieren de los precedentes en que pueden ser seguidos indefinidamente. Son regímenes completos, que responden a todas las exigencias de una vida normal.

El *régimen vegetariano estricto* es una verdadera *cura de desintoxicación;* determina menos fermentaciones intestinales y menos desechos tóxicos que el régimen cárneo; baja la tasa del ácido úrico en la sangre favorece las contracciones intestinales.

El régimen vegetariano rinde grandes servicios en numerosos enfermos: pletóricos, grandes comedores uricémicos, gotosos y también enfermos afectos de enfermedades de la piel, de furunculosis, etcétera.

Conviene establecer una distinción entre los vegetales, según su valor nutritivo: una primera categoría comprende las legumbres calóricas y proteicas como las judías, los guisantes secos, las habas, las lentejas, los garbanzos, etc., y los cereales: trigo, cebada, avena, maíz, arroz, etc. Una segunda categoría comprende las otras hortalizas y verduras, que podríamos llamar acuosas, como la col, lechuga, espinaca, acelga, zanahoria, tomate, berenjena, etc., importantes por su contenido en clorofila, vitaminas, sales minerales, agua fisiológica y otros elementos indispensables para una verdadera terapéutica alimenticia.

Regímenes lacto-vegetariano y ovo-lacto-vegetariano

Estos regímenes, cuando son permitidos, tienen la ventaja de atenuar el régimen vegetariano estricto, y son a veces mejor soportados que él. Presentan las mismas ventajas: de alcalinizar la sangre, de regularizar la circulación, de conservar en las arterias su elasticidad, de acelerar las oxidaciones, de disminuir los desechos proteicos, de descargar el hígado, de exponer menos a las enfermedades de la piel, al artritismo, etc.

Estos regímenes mitigados consisten en añadir al régimen vegetariano estricto un litro o un litro y medio de leche, sea cruda, sea cocida con cereales, patatas, etc. Cuando los huevos están autorizados, son dados sea como plato, sea como condimento.

Cuando no se es vegetariano por convicción, este régimen, en lugar de ser prescrito de forma continua, más o menos larga, será aconsejado a razón de uno o dos días a la semana. Esta manera de hacer convendrá perfectamente a los sujetos predispuestos a la dispepsia, a la gota, al reumatismo, a la litiasis renal o hepática, en suma a todas las manifestaciones más o menos fuertes del artritismo. En estos casos, será útil suprimir también las legumbres secas.

No hace falta decir que las curas de frutas van perfectamente asociadas al régimen vegetariano.

El régimen del dispéptico

La importancia del régimen en las gastritis, dispepsias, digestiones difíciles, atonía gástrica, etc. no escapa a los enfermos; *el régimen constituye muchas veces por sí solo el tratamiento.* Se trata de enfermedades de larga duración, que *no se pueden tratar impunemente con medicamentos,* y en las que el alivio y las curaciones son obtenidas mediante un régimen apropiado.

Nos dirigimos aquí a todos los dispépticos, dando por entendido que la palabra *dispepsia* debe extenderse a la mayor parte de las enfermedades del estómago que no ponen de manifiesto ni cáncer, ni úlcera. Y nos dirigimos a los dispépticos porque a la dispepsia, particularmente cuando las malas digestiones son debidas a la falta de ácido en el estómago, se deben la inmensa mayoría de casos de *halitosis. Cúrese la dispepsia y desaparecerá como por encanto el mal aliento,* salvo, naturalmente, que éste tenga su origen en alguna de las otras causas examinadas anteriormente.

Estudiaremos estos regímenes bajo los tres aspectos siguientes, poniendo de relieve que los cuadros pueden, en muchos casos, superponerse.

1. Dispépticos en general.
2. Dispépticos hiposecretores, hipoácidos o hiposténicos. Dilatación del estómago.
3. Dispépticos hipersecretores, hiperclorhídricos, hipersténicos. Ardores.

Dispépticos en general

En todos los dispépticos es preciso, ante todo, *suprimir los errores de higiene alimentaria,* cuando existen. Estos errores se hallan a menudo en el origen de las dispepsias:

- Alimentación demasiado abundante, y sobre todo abuso de pan.
- Beber demasiado durante las comidas.
- Masticación insuficiente: por costumbre, necesidad profesional o mala dentadura.
- Irregularidad del horario de las comidas: comidas demasiado espaciadas y demasiado copiosas, lo mismo que pequeñas comidas múltiples no dejan punto de reposo al estómago.
- Uso de alimentos irritantes, tóxicos, pasados, alimentación dudosa de ciertas pensiones, exceso de vinos, de alcohol, de salsas, de especias, de carnes.
- Abuso de alimentos grasos, de salsas o de preparaciones grasas. Las grasas inmovilizan y suprimen las contracciones del estómago; retrasan y aniquilan la secreción gástrica. Revisten las partículas alimenticias de un recubrimiento graso impermeable a los jugos digestivos, y que las sustrae a su acción.
- Uso de ciertos medicamentos irritantes.
- Reanudación de un trabajo excesivo, físico o intelectual, inmediatamente después de las comidas, etc.

Una corrección de estos errores basta a menudo para curar, más o menos rápidamente, los estados dispépticos que han creado.

Veamos algunas recomendaciones de higiene alimentaria más especiales para los dispépticos.

El enfermo se extenderá después de las principales comidas, durante media hora a una hora, sobre una *chaise longue,* y podrá leer o realizar un trabajo manual que no exija ninguna atención; evitará el sueño; se le aconsejará inclinarse de vez en cuando durante algunos minutos sobre el costado derecho, para favorecer la evacuación del estómago.

En cualquier caso, se abstendrá de todo trabajo, intelectual o físico, inmediatamente después de las comidas.

Puede ocurrir, en algunos enfermos, que la digestión sea favorecida por un paseo después de la comida. Se recomendará hacerlo cuando así sea. Pero no hay que olvidar que el descanso facilita la digestión. Lo atestiguan las experiencias repetidas por diferentes autores sobre perros que reciben la misma comida. A un grupo de perros se le deja descansar, mientras que el otro grupo es paseado durante algunas horas. Al cabo de este tiempo, los animales son sacrificados; en los que estaban descansando, la digestión había terminado, en los otros, apenas había comenzado.

A todos los dispépticos *hay que darles alimentos muy digestibles, y suprimir los alimentos fermentables e irritantes.*

En los dos parágrafos siguientes, indicamos las particularidades relativas a las dos grandes categorías de enfermos, hipo e hipersecretores. Pero, en el conjunto, como se verá, los mismos alimentos y las mismas preparaciones son comunes a los dos enfermos.

Cualquiera que sea la dispepsia, es preciso ante todo que la alimentación no sea irritante para el estómago y que sea fácil de digerir. Sería un error creer, por ejemplo, que los alimentos calmantes convienen exclusivamente a los hipersecretores, y que los excitantes deben ser reservados a los hiposecretores. Sólo un profundo estudio de cada caso puede resolver el problema. Finalmente, recordemos que la cuestión de la *cantidad* es tan importante como la elección de los alimentos. Corresponde al médico indicar una y otra de una manera precisa.

Antes de estudiar los regímenes particulares de los dispépticos, recordaremos las conclusiones de las *experiencias fisiológicas* bien conocidas *de Pavlov,* practicadas sobre perros, y que aclaran el problema de la secreción gástrica. Ellas nos permitirán comprender más fácilmente los regímenes que seguirán.

— La principal fuente de la secreción gástrica está en el sentido del gusto. La sensación gustativa engendrada por el paso de los alimentos al contacto de las papilas bucales provoca la secreción estomacal, sin necesidad de que los alimentos penetren en el estómago. Más aún, la sola vista de los alimentos bien preparados, el olor que desprende la cocina, que excita el apetito, provocan la secreción gástrica.

Vemos hasta qué punto será posible, en las enfermedades, modificar, aumentar o disminuir la secreción gástrica, por los modos de preparación de la cocina, que excitan más o menos la acción gustativa.

- La introducción en el estómago de sustancias albuminoides, de carne picada, de peptona, etcétera, entraña una secreción gástrica más o menos abundante.
- La introducción de materias amiláceas, pastas, pan, legumbres, no determina ninguna secreción gástrica. Las materias amiláceas bien masticadas son, sin embargo, excitantes, por las sustancias azucaradas solubles que resultan de su digestión salivar.
- La introducción de materias grasas no solamente no excita la secreción química, sino que la retrasa.

Veamos, por otra parte, desde el punto de vista *de los líquidos en el estómago,* dos hechos de observaciones que serán aprovechados en el reparto de bebidas en los dispépticos.

- Los líquidos introducidos en un estómago vacío de alimentos no permanecerán en él más que poco tiempo.
- Las bebidas calientes introducidas en un estómago vacío son evacuadas por el píloro más rápidamente que los líquidos fríos.

Elegiremos, para hacer beber a la mayor parte de los enfermos, el momento en que su estómago tenga más probabilidades de estar vacío de alimentos, es decir, el instante que precede a las comidas, por ejemplo un cuarto de hora o media hora antes. Una primera porción de la ración líquida diaria será pues tomada un cuarto de hora antes de las tres comidas (200 g aproximadamente de agua o de infusión, según los casos). Una segunda porción será toma después de las dos principales comidas (100 g aproximadamente de infusión: té ligero, menta, manzanilla, hierba luisa, poleo, cebada germinada, etc.).

Un adulto debe beber aproximadamente de 800 a 1000 g de agua o de líquido al día.

Dispépticos hiposecretores, hipoácidos o hiposténicos. Dilatación del estómago

El problema planteado por este régimen se halla en los dos puntos siguientes:

- *Aumentar la secreción gástrica* que se halla disminuida, mediante una buena masticación y una alimentación ligeramente realzada.
- *Favorecer la evacuación del estómago* proporcionando una alimentación fácil de digerir, y evitando los alimentos que retardan la digestión gástrica.

Mediante una masticación prolongada, minuciosa, metódica, capaz de exagerar las sensaciones gustativas. Se recomendará por ejemplo a estos enfermos no tomar ningún puré, ninguna mermelada, sin masticar con cada bocado, un pedazo de pan sentado, que exige un largo contacto bucal.

Mediante una alimentación realzada, que excita el gusto y la secreción gástrica; decimos realzada y no irritante. Los alimentos que excitan más la secreción son: las carnes, las especias, los condimentos, la sal, el kéfir, los zumos de hortalizas, las sopas, los purés. Pero es el modo de preparación de los platos el que desempeña el mayor papel para excitar el apetito y la secreción gástrica: carnes y pescados a la brasa o asados, legumbres, pastas alimenticias, regadas de jugo de carne, salvas diversas, etc. Los platos serán apetitosos, bien presentados, sobre una mesa atractiva.

Favorecer la evacuación del estómago proporcionando una alimentación fácil de digerir. *Véase* la lista de los alimentos permitidos y prohibidos.

Evitar los alimentos que retardan la digestión gástrica. Está, en primer lugar, toda la serie de las grasas que es preciso restringir lo más posible, sobre todo al comienzo de las comidas, y que retardan netamente la secreción gástrica, y en menor grado los amiláceos (feculentos, arroz, pastas, pan), cuyo abuso debe ser evitado en estos enfermos.

Están, en segundo lugar, los alimentos fermentables y los alimentos irritantes, que retrasan la evacuación del estómago. Los quesos curados, las conservas de carne, la caza, los vinos ácidos, etc.

Se darán pocas bebidas porque éstas retrasan la evacuación de todos los alimentos y diluyen el jugo gástrico; por otra parte, aumentan la atonía de estómagos a menudo ya átonos.

Alimentos permitidos y desaconsejados en el dispéptico hiposecretor

ALIMENTOS	PERMITIDOS	DESACONSEJADOS
POTAJES		
	Magros, espesos, con purés, con harinas de cereales, preparados con costrones que obligan a la masticación. Caldo vegetal, sopas.	Grasos.

ALIMENTOS	PERMITIDOS	DESACONSEJADOS
ENTREMESES		
	Ensaladas variadas con remolacha roja y patatas cocidas al vapor y bien calientes. Jamón magro. Aceitunas negras.	Sardinas, atún. Entremeses irritantes.
CARNES		
de carnicería	Buey, caballo, cordero, sin nada de grasa, a la brasa o asadas, tomadas por un fuego vivo que forma una costra superficial impermeable, que encierra el jugo de carne y las sustancias aromáticas. Se pondrá justo el aceite necesario para proteger la superficie en la cocción. La carne, una vez cocida, se dividirá lo más finamente posible.	Carnes grasas; carnes cocidas con mantequilla; carnes fritas (impregnadas de grasa difícilmente atacable por el jugo gástrico ya insuficiente). Evitar las carnes gelatinosas.
despojos		Prohibidos.
aves	Pollo asado o hervido.	Pato, oca, pavo.

ALIMENTOS	PERMITIDOS	DESACONSEJADOS
charcutería	Jamón magro.	Prohibido.
caza		Prohibida.
en conserva		Prohibida.
extractos de carne		Prohibidos.
PESCADOS		
de río	Magros: trucha, lucio, carpa.	Grasos: anguila.
de mar	Magros: merluza, lubina, dorada, lenguado, bacalao, dento, mero, salmonete. Muy frescos, mejor no hervidos, sino a la brasa o asados al horno.	Grasos: sardina, salmón, atún.
crustáceos y moluscos	Ostras.	Prohibidos en general.
HUEVOS		
	Muy frescos, pasados por agua o diluidos en caldo de verduras o de pollo muy desengrasado. Huevos al plato, revueltos o en tortilla con muy poco aceite.	Fritos. Tortillas grasas. Huevos mal conservados.

ALIMENTOS	PERMITIDOS	DESACONSEJADOS
CEREALES		
harinas	Usarlas moderadamente.	
arroz y pastas alimenticias	Usarlos con moderación. Preparados con caldo, o con salsa de tomate, y servidos con queso de gruyere; podrán ser igualmente preparados con una salsa blanca y gratinados sin mantequilla en el horno.	
LEGUMBRES		
secas	En puré bien cocido y bien tamizado con costrones, aliñado con un poco de mantequilla fresca en el momento de servir.	
patatas	Al horno, en puré, en potaje, con leche, con huevos, con salsa de tomate, en croquetas o salteadas.	

ALIMENTOS	PERMITIDOS	DESACONSEJADOS
frescas, verdes	Alcachofas, zanahorias, achicoria, coliflor, endivias, espinacas, judías verdes, guisantes tiernos, acelgas. A la crema, con caldo. Serán colados cuando sea necesario para eliminar las fibras vegetales.	Berenjenas, tomates, pimientos permitidos en cantidad limitada.
ENSALADAS		
	Las ensaladas crudas serán bien masticadas, si no están trinchadas; se sazonarán con la mezcla siguiente: 2 cucharadas soperas de aceite de oliva; 2 cucharadas soperas de nata o leche; 4 cucharadas, añadiéndole una yema batida; 1 cucharada sopera de limón, y una pizca de sal. Puede mezclarse con remolacha o zanahoria rallada, o con patatas cocidas al vapor. Deben tomarse al comienzo de las comidas.	

ALIMENTOS	PERMITIDOS	DESACONSEJADOS
SETAS		
		Prohibidas en general.
LÁCTEOS		
leche	Descremada, en las comidas principales.	Leche grasa. No dar leche fuera de las comidas.
leches fermentadas	Kéfir, yogur, leche cuajada. Muy recomendables.	
mantequilla	Fresca, en pequeña cantidad, sirve para sazonar los platos en la mesa.	Cocida.
quesos	Frescos, no salados.	Secos, salados.
FRUTAS		
frescas	Crudas, maduras: uvas, melocotones, fresas, plátanos.	Verdes, demasiado ácidas. Manzanas y peras se soportan mal (mejor ralladas o en compota).
cocidas	Todas.	
compotas y merm.	Todas.	
oleaginosas	En poca cantidad: almendras, avellanas, nueces.	
zumos	Naranja, mandarina, granada, manzana…	

ALIMENTOS	PERMITIDOS	DESACONSEJADOS
PASTELERÍA		
	Púdines de tapioca, crema de arroz, sémola; cremas a la vainilla, al limón, etc. Todos estos postres dulces son útiles al final de las comidas, para reforzar el sentido del gusto y la secreción estomacal, que conviene mantener en estos enfermos.	Cremas a la mantequilla. Pasteles grasos.
PAN		
	Pan tostado que exija una laboriosa masticación, en pequeña cantidad.	Tierno, miga de pan.
CONDIMENTOS, ESPECIAS		
	Sal (poca), zumo de limón, especias (pimienta, nuez moscada, clavo, azafrán, pimentón) con moderación para no provocar ninguna irritación del estómago.	

ALIMENTOS	PERMITIDOS	DESACONSEJADOS
BEBIDAS		
agua y tisanas	Agua pura o infusiones calientes. o aguas minerales ligeras. Estas tisanas, al final de la comida, evitarán ser sosas; se dará, en lugar de manzanilla o tila, infusiones a base de menta, anís, badiana, o maceraciones amargas a base de genciana, de cuasia, que excitan las papilas bucales y prolongan la sensación gustativa. Se las tomará lentamente, a sorbitos espaciados, de manera que prolonguen lo más posible el tiempo de degustación.	
vino	Tinto, mezclado con agua, en pequeña cantidad.	Vino puro.
cerveza	Muy ligera.	Cervezas fuertes.
sidra		Ácida.
aperitivos, licores		Todos prohibidos.

ALIMENTOS	PERMITIDOS	DESACONSEJADOS
té	Ligero.	Fuerte.
café	Ligero, en pequeña cantidad, a sorbitos, tras las comidas.	Fuerte.
PREPARADOS Y SALSAS		
	Salsas digestivas que excitan el apetito y la secreción gástrica, con jugo natural espontáneo (jugo que resulta de una verdadera destilación durante la cocción de las carnes, hortalizas, condimentos, y que entraña todas las sustancias extractivas y olorosas de la carne y de los vegetales). Se permitirán las salsas formadas de jugo unido a harina y a huevo.	Frituras, mantequilla guisada, estofados, guisos; todas las preparaciones grasas; los alimentos impregnados de grasa retardan la secreción, y difícilmente son penetrados por el jugo gástrico: salsas mahonesa, holandesa, tártara, que son a base de huevos y de cuerpos grasos (mantequilla o aceite). A evitar los fondos de salsas de restaurantes (tan poco digestibles y tan poco agradables por su uniformidad). Estos fondos de salsas son mezclas de salsas de carne de todas clases y de productos diversos, que no son del régimen: especias, vino, alcohol. Salsas especiadas y también las vinagretas.

Dispépticos hipersecretores, hiperclorhídricos o hiperesténicos. Ardores

Este régimen se confunde con el de la úlcera, fuera del período agudo. El objetivo es *disminuir la secreción gástrica,* que es exagerada en estos enfermos. Hay tres maneras de conseguirlo:

— *Disminuyendo la gustación.* Por una parte, se trata de disminuir el tiempo de permanencia de los alimentos en la cavidad bucal dividiéndolos lo más posible (alimentos triturados, deglutidos sin pan, sin bizcochos, etc.). Por otra parte, se prohíben todos los alimentos condimentados o realzados.

— *Evitando los excitantes de la secreción:* carnes, especias, pan, condimentos, sal, kéfir, alcohol, vino.

— *Utilizando alimentos depresores de la secreción,* como toda la serie de las grasas, como la leche y, en menor grado, los feculentos, las pastas y el arroz, así como el azúcar.

La acción muy clara de todos estos alimentos sobre la secreción gástrica permitirá fácilmente hacer variar el régimen, hacerlo más o menos severo, según la importancia de la enfermedad, y en particular según la intensidad del dolor, que es un medio de control cómodo. Veamos la relación de los alimentos, establecida según su aptitud creciente para excitar la secreción. Esta lista, utilizada a menudo en la úlcera de estómago para el retorno a la salud, permitirá a los hiperclorhídricos elegir los alimentos que les serán más favorables, en los diferentes períodos de su enfermedad. Los primeros son los menos excitantes.

1.º **Leche.** La leche será descremada, pura, hervida o no, de dos a tres litros en cinco tomas, bebida lentamente con una pajita.

2.º **Potajes** de leche hechos con tapioca, pastas o harinas de arroz, de cebada, de avena, de maíz, de buena calidad; estos potajes serán primero ligeros, después espesos como una papilla.

3.º **Arroz con leche** o con agua bien cocido, **pastas alimenticias** bien cocidas y adicionadas con un poco de mantequilla fresca en la mesa, suflés, púdines de tapioca, de sémola. Nata fresca.

4.º **Huevos** escalfados, pasados por agua, pochés, poco cocidos.

5.º **Puré de patatas o zanahorias. Verduras.**

6.º **Pan tostado.**

7.º **Pescado magro** hervido o mollejas de ternera hervida para empezar, después pollo, buey o cordero hervidos, y sólo más tarde carnes a la brasa. Jamás carnes con salsas.

Alimentos permitidos y desaconsejados en el dispéptico hipersecretor

ALIMENTOS	PERMITIDOS	DESACONSEJADOS
POTAJES		
	Potajes a base de leche, con yema de huevo, que gracias a los alimentos grasos que aportan, son un alimento antisecretor. Potajes de pastas, de harinas. Empanadas que permiten a estos enfermos comer pan, que les está prohibido por otra parte a causa de la masticación y de la gustación que entraña. Estas empanadas serán de preferencia malteadas. Caldo de verduras, cuando la leche no se soporta bien, sirve para hacer potajes y papillas.	Potajes grasos.

ALIMENTOS	PERMITIDOS	DESACONSEJADOS
ENTREMESES		
	Mantequilla fresca, nata.	Prohibidos.
CARNES		
de carnicería	En poca cantidad, hervida, sin salsa o trinchada. Comenzar por la ternera, despúes el cordero y el buey.	Carnes marinadas, especiadas, parrilladas.
despojos	Sesos y mollejas de ternera.	Hígado.
aves	Pollo asado o hervido.	Pato, oca.
charcutería		Prohibida.
caza	Perdiz muy fresca, excepcionalmente.	Prohibida.
en conserva		Prohibida.
extractos de carne		Prohibidos.
PESCADOS		
de mar	Magros, preparados como arriba se indica.	Grasos.
mariscos y crustáceos		Prohibidos.

ALIMENTOS	PERMITIDOS	DESACONSEJADOS
de río	Magros, en poca cantidad, hervidos, poco perfumados, hechos sólo con agua salada o ligeramente avinagrada, con hojas de tomillo y laurel. Con mantequilla fresca, zumo de limón o salsa blanca. Sin pan o con patatas cocidas en agua salada.	Grasos, fritos.
HUEVOS		
	Cocidos, escalfados, pasados por agua, al plato, tortillas.	
CEREALES		
harinas	Servirán para preparar papillas, preferentemente con leche.	
arroz	Reemplazará al pan a condición de no ser en forma de una cola poco apetitosa.	
pastas alimenticias	Bien cocidas. Servidas con un poco de mantequilla fresca.	

ALIMENTOS	PERMITIDOS	DESACONSEJADOS
LEGUMBRES		
secas	A vigilar, los purés de legumbres secas, incluso colados, se digieren a menudo mal en medio ácido, y provocan pirosis y timpanismo.	En granos.
patatas	Cocidas al horno o al vapor pueden reemplazar al pan. El puré es excelente; será más o menos rico en mantequilla, según se quiera disminuir la secreción gástrica más o menos. No se dará con carne, que aumenta la secreción ácida, y le impediría ser digerido.	
frescas, verdes	Bien cocidas, trinchadas y pasadas en puré, cuando sea posible; acomodadas con mantequilla fresca, nata.	Judías verdes, acederas, garbanzos, tomates.
ensaladas	Cocidas en agua, y rehogadas con mantequilla, aceite o nata.	Crudas.

ALIMENTOS	PERMITIDOS	DESACONSEJADOS
SETAS		
		Prohibidas.
LÁCTEOS		
leche	Está en la base de todos los regímenes contra la hipersecreción. Es un moderador de la secreción gástrica, gracias a los glóbulos grasosos que contiene. Forma el fondo del tratamiento contra los grandes dolores.	
nata	Recomendada al final de las comidas (muy fresca, para evitar de desarrollo de los ácidos grasos que son excitosecretores).	
leches fermentadas		Prohibidos. Leche cuajada, yogur, kéfir.
quesos	Frescos.	Fermentados.
FRUTAS		
frescas	Autorizadas, muy maduras, en poca cantidad.	

ALIMENTOS	PERMITIDOS	DESACONSEJADOS
cocidas	Autorizadas.	
compotas, mermeladas	Autorizadas.	
oleaginosas	almendras frescas, sin la piel, o almendras secas remojadas.	Nueces, avellanas.
PASTELERÍA		
caramelos, bombones		Prohibidos.
repostería		Prohibido.
chocolate		Prohibido.
PAN		
	El menos posible, y solamente tostado, sentado o en bizcochos.	Pan tierno y miga de pan completamente prohibidos.
CONDIMENTOS, ESPECIAS		
	Zumo de limón en pequeña cantidad.	Todos prohibidos.
BEBIDAS		
vino		Prohibido.
cerveza		Prohibida.

ALIMENTOS	PERMITIDOS	DESACONSEJADOS
sidra		Prohibida.
aperitivos, licores		Prohibidos.
té, café	Ligeros, con leche.	Fuertes.
agua y tisanas	Agua ordinaria o agua mineral sin gas, pura o adicionada con extracto de malta, que permiten suplir la falta de masticación. El agua templada, con o sin azúcar, va muy bien. al final de las comidas, infusión templada de manzanilla o flores de naranjo.	Agua helada; infusiones demasiado caliente. Las temperaturas extremas excitan la secreción gástrica.
PREPARADOS Y SALSAS		
	Alimentos preparados con sencillez, no guisados, de preferencia hervidos, con poca sal, sin especias. Se tomarán templados. Se aliñarán con aceite de oliva, o mantequilla no cocida, o nata.	Mantequilla fundida, frituras, estofados, guisos, vinagretas, jugo de carne.

EJEMPLOS DE MENÚS

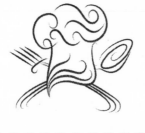

MENÚ PARA UN HIPOSECRETOR

Al levantarse

Una taza de té con poco azúcar.

Desayuno (a las 7:30 h.)

Un huevo pasado por agua poco hecho; pan tostado
enfriado, o bizcocho y mantequilla salada.

A las 10 h.

Una botella de kéfir (de 100 a 200 gramos).

Comida

Primer plato

Un plato de carne a la brasa o asada, caliente o fría
(costillita de cordero, bistec, asado de buey,
jamón cocido o pollo frío, etcétera)
o suflé de ave o de jamón.

Segundo plato

Patatas cocidas en agua o en puré
o puré de hortalizas frescas.

Postre

Pastel de arroz o de sémola, y confituras
con bizcochos secos;
Uva fresca o plátano. Pan tostado o sentado,
o bizcochos, moderadamente.

A las 16 h.

Una taza de yogur o una botella de kéfir.

Cena (a las 19 h.):

Primer plato

Potaje: caldo vegetal y pastas,
un platito de sólo 100 gr.
Verduras hervidas o arroz hervido.

Segundo plato

Carne a la parrilla,
o un huevo poco cocido o pescado.

Postre

Compota de frutas o frutas frescas.
Pan sentado o tostado, o bizcochos, moderadamente.

Bebidas

Antes de las comidas se podrá tomar una infusión
caliente de lúpulo para excitar el apetito
(se vierten 200 g de agua hirviendo
sobre 2 conos de lúpulo; se obtiene una bebida
ligeramente amarga).

Durante las comidas, beber muy poco,
un vaso a lo más de unos 150 g de agua pura
o ligeramente mineralizada.

Después de las comidas, se tomará a sorbitos
una infusión de té ligera, de menta, de anís o
en ciertos casos de café; se podrá, para hacer
digerir los alimentos amiláceos, tomar
una infusión de cebada germinada o de malta.

Observación

Comenzar siempre las comidas de un hiposecretor
por el plato de carne, para excitar lo más de prisa
posible la secreción gástrica.

MENÚ PARA UN HIPERSECRETOR

Desayuno

Una taza de leche con un poco de café
y azúcar; bizcochos poco salados
y untados de mantequilla.

Comida

Primer plato

Potaje de leche con crema de trigo
o harina de avena, y nata fresca de leche.
Puré de patatas con leche.

Segundo plato

Dos huevos pasados por agua poco cocidos,
o sesos de cordero, o mollejas de ternera.

Postre

Nata montada y bizcochos secos.
Pan tostado en poca cantidad o bizcochos.

Merienda (a las 16 h.)

Una taza de leche endulzada
y bizcochos secos.

Cena (a las 19 h.)

Primer plato

Potaje con leche o de caldo vegetal y pastas.
Puré de guisantes.

Segundo plato

Dos huevos revueltos con leche
o pudin de arroz.

Postre

Queso a la crema o compota de peras.
Pan tostado en poca cantidad o bizcochos.

Bebidas

Durante las comidas,
un vaso de agua ordinaria o mineral.
Después de las comidas,
infusión templada, de tilo
o de malta torrefacta.

Observaciones:

Comenzar siempre la comida
de un hipersecretor con un cuerpo graso:
producto lácteo, mantequilla fresca, nata.

Dar igualmente con las comidas:
las grasas tomadas antes, durante o después
de la comida, disminuyen
y retardan notablemente la secreción gástrica.

Las pastas alimenticias, el arroz, las otras
harinas de cereales, los purés de legumbres secas,
se digieren con frecuencia mal en un medio
hiperácido: la trasformación en materia
azucarada, que se hace bajo la influencia
de la saliva, es estorbada por la secreción ácida
del estómago.

Se remediará este inconveniente añadiendo
harina de malta en el momento de retirar
del fuego las papillas o las empanadas.
Se darán siempre estos platos antes de la carne,
en el ordenamiento de una comida,
para dejar el mayor tiempo posible
a la acción de la saliva.

GLOSARIO

DE TÉRMINOS

A

ABSCESO
Colección limitada de pus.

AFTA
Pequeña ulceración en la mucosa bucal o faríngea que sucede a una vesícula.

ALERGIA
Conjunto de fenómenos de carácter respiratorio, nervioso o eruptivo producidos por la absorción de ciertas sustancias que dan al organismo una sensibilidad especial ante una nueva acción de tales sustancias, aun en cantidades mínimas.

ALVEOLO
Nombre de las cavidades en los maxilares para la implantación de los dientes.

ALVEOLOCLASIA
Desintegración de la pared del alveolo dental que produce flojedad y desimplantación del diente.

AMÍGDALAS FARÍNGEAS
Formaciones situadas en la pared superior de la faringe.

AMIGDALITIS
Inflamación de las amígdalas.

AMIGDALOTOMÍA
Incisión o ablación de las amígdalas

ANACLORHÍDRIA
Falta de ácido clorhídrico en la secreción gástrica.

B

BILIS
Sustancia líquida, viscosa, amarillo-verdosa, sabor amargo y reacción alcalina. Es secretada por el hígado y vertida en el intestino por las vías biliares. Contribuye a la acción del jugo pancreático. Emulsiona las grasas y evita la putrefacción intestinal.

BOCIO
Aumento del volumen total o parcial de la glándula tiroides.

C

CACOSMIA
Perversión del sentido del olfato.

COÁGULO
Masa blanda, semisólida, grumo o cuajo, formado por la coagulación de un líquido.

COMA

Estado de sopor profundo con abolición del conocimiento, sensibilidad y movilidad en el curso de ciertas enfermedades o después de un traumatismo grave.

CORIZA

Afección catarral de la mucosa de la nariz, asociado con derrame mucoso o mucopurulento. Rinitis, romadizo.

CORNETE

Nombre de las pequeñas láminas óseas, arrolladas sobre sí mismas, en la pared lateral de las fosas nasales.

CRIPTA AMIGDALINA

Depresiones anfractuosas en la superficie de la amígdala palatina.

D

DENTINA

Sustancia principal de los dientes que rodea fa pulpa dentaria y está cubierta por el esmalte en la corona y por el cemento en la raíz.

DIAFRAGMA

Tabique muscular que separa el tórax del abdomen.

DIETA

Empleo razonado de determinadas sustancias alimentarias en el sujeto sano y en el enfermo.

DIETÉTICA

Parte de la medicina, especialmente de la terapéutica, que estudia los regímenes alimentarlos y sus relaciones con el metabolismo, tanto en la salud como en la enfermedad.

DISPEPSIA

Digestión difícil y laboriosa de carácter crónico.

DIVERTÍCULO

Apéndice hueco en forma de bolsa o saco de una cavidad o tubo principal.

E

ESCORBUTO

Afección carencial por falta o insuficiencia de vitamina C; caracterizada por depresión nerviosa, tumefacción gingival, petequias y equimosis subepidérmicas que pueden ulcerarse, dolores articulares y anemia.

ESTOMATITIS AFTOSA

Formación de ulceraciones superficiales en la mucosa de la boca.

EXULCERACIÓN

Ulceración superficial

F

FÍSTULA

Comunicación experimental o quirúrgica artificial entre un órgano y una superficie cutánea o mucosa.

FLORA

Conjunto de bacterias que suelen residir en un órgano o parte: *flora intestinal, flora cutánea, etc.*

FONACIÓN
Emisión de sonidos por medio de las cuerdas vocales.

FUNGOSO
Que tiene la forma de un hongo.

G

GINGIVAL
Referente a la encía

GINGIVITIS
Inflamación de las encías

H

HIPERCLORHÍDRIA
Secreción excesiva de ácido clorhídrico por las glándulas gástricas.

HIPOCLORHÍDRIA
Disminución de la proporción de ácido clorhídrico libre o combinado en el jugo gástrico.

I

ICTERICIA
Coloración amarilla de la piel, las mucosas y secreciones debida a la presencia de pigmentos biliares en la sangre.

JUGO GÁSTRICO
Líquido secretado por el estómago.

J

JUGO PANCREÁTICO
Liquido incoloro, límpido, alcalino, secretado por el páncreas.

L

LEUCOCITOSIS
Aumento transitorio de leucocitos en la sangre circulante (más de 10.000/mmc).

LÓBULO
Porción más o menos saliente de una víscera, limitada por surcos y divisiones.

LUÉTICO
Sifilítico.

M

METIONINA
Aminoácido esencial en la dieta.

N

NEUMONÍA
Inflamación del tejido pulmonar.

P

PÁNCREAS
Órgano glandular, situado detrás del estómago, entre el duodeno y el bazo. Tiene dos funciones: la exocrina o digestiva, que produce el jugo pancreático que vierte en el duodeno, y la endocrina, que produce insulina y glucagón.

PAPILA
Elevación pequeña, cónica, de la dermis principalmente o de otra parte.

PAPILAS CALCIFORMES
Papilas de la base de la lengua rodeadas de un surco, dispuestas en V abierta hacia delante.

PATÓGENO
Productor o causante de enfermedad. Periodontal. Relativa al periodonto.

PERIODIONTIO, PERIODONTO
Periostio del alveolo dentario o pericemento.

PERIODONTITIS
Inflamación del periodonto.

PERIOSTIO
Membrana vascular, blanca, que rodea la superficie del hueso.

PERISTALSIS
Movimiento vermicular característico de los órganos tubulares provistos de fibras musculares circulares y longitudinales, especialmente intestino, en virtud del cual su contenido progresa.

PERISTALTISMO
Peristalsis

PETEQUIA
Pequeña mancha en la piel formada por efusión de sangre; no desaparece por la comprensión del dedo.

PULPA DENTARIA
Tejido blando conjuntivo-vascular y nervioso del que depende la vida del diente, que ocupa la cavidad central.

PUS
Líquido más o menos espeso, de color variable y reacción alcalina, producto de una inflamación aguda o crónica, constituido por una parte líquida o suero y otra sólida formada por glóbulos o pus o piocitos, leucocitos más o menos alterados y partículas de grasa.

R

RECURRENCIA
Calidad de recurrente. Reaparición de los síntomas después de una remisión.

RECURRENTE
Que aparece de nuevo después de intermisiones.

REMISIÓN
Disminución de la intensidad de los síntomas

RINITIS
Inflamación de la mucosa de las fosas nasales; coriza.

ROMADIZO
Coriza

S

SARRO
Sustancia amarillenta, espesa o calcárea que cubre el cuello y corona de los dientes.

SENO
Espacio o cavidad hueca

SENO PARANASAL
Cada uno de los accesorios de la nariz

SIALORREA
Flujo exagerado de saliva; salivación, tialismo

T

TÁRTARO DENTARIO
Sarro dentario.

TONSILITIS
Amigdalitis.

TÓPICO
Agente o medicamento que se aplica al exterior en una región limitada.

TUMEFACCIÓN
Hinchazón; aumento de volumen de una parte por infiltración, tumor o edema.

U

ÚVULA
Campanilla o galillo; pequeña masa carnosa que pende del velo del paladar, encima de la raíz de la lengua.

ÍNDICE

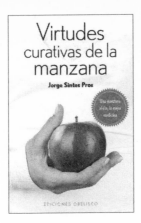

Virtudes curativas de la manzana

Jorge Sintes Pros

EDICIONES OBELISCO

La manzana constituye un importante alimento proveedor de energía. Entre sus múltiples y variadas funciones, cabe destacar que higieniza el aparato digestivo, favorece la digestión, neutraliza la acidez estomacal, purifica el hígado, depura la sangre, regenera y nutre el sistema nervioso y desinfecta los intestinos.

Este libro nos ayudará a prevenir numerosas enfermedades y anomalías como el asma, la fatiga crónica, los cálculos renales, el insomnio, el mal aliento, la obesidad, la hipertensión y la vejez prematura, entre muchas otras.

El autor no sólo recomienda que comamos una manzana antes de las comidas, sino que también propone una cura de manzanas para depurar el organismo adecuada tanto para niños como para adultos.

Podemos consumir la manzana de variadas formas, ya sea en zumo (como se recomienda en el libro *Limpieza hepática y de la vesícula* de Andreas Moritz), en puré, rallada o asada, siendo una de las mejores frutas medicinales que deberíamos incluir siempre en nuestra dieta.